青少年常见病中医防治

中医防治

张文风　张　凌　主编

世界图书出版公司

图书在版编目（CIP）数据

青少年常见病中医防治 / 张文风，张凌主编 . -- 北
京：世界图书出版公司，2020.11
　ISBN 978-7-5192-7742-0

　Ⅰ . ①青… Ⅱ . ①张… ②张… Ⅲ . ①青少年—常见
病—中医治疗法 Ⅳ . ① R242

中国版本图书馆 CIP 数据核字 (2020) 第 159415 号

书　　　　名	青少年常见病中医防治
（汉语拼音）	QINGSHAONIAN CHANGJIANBING ZHONGYI FANGZHI
主　　　　编	张文风　张　凌
总 　策 　划	吴　迪
责 任 编 辑	韩　捷
装 帧 设 计	包　莹
出 版 发 行	世界图书出版公司长春有限公司
地　　　　址	吉林省长春市春城大街 789 号
邮　　　　编	130062
电　　　　话	0431-86805551（发行）　　0431-86805562（编辑）
网　　　　址	http：//www.wpcdb.com.cn
邮　　　　箱	DBSJ@163.com
经　　　　销	各地新华书店
印　　　　刷	吉林省信诚印刷有限公司
开　　　　本	787 mm×1092 mm　1/16
印　　　　张	11
字　　　　数	175 千字
印　　　　数	1—2 000
版　　　　次	2020 年 11 月第 1 版　　2020 年 11 月第 1 次印刷
国 际 书 号	ISBN 978-7-5192-7742-0
定　　　　价	58.00 元

编委会

主　编	张文风　张　凌
副主编	瞿新明　魏　岩　杨　焱　项　鑫
编　委	马金玲　沈娟娟　赵　阳　张海洋　姜立娟
	崔　巍　李玉国　崔　渺　曹　方　王　璐
	张鹏飞　鞠　娜　马　源　林学宇　李　剑
	刘丽圆　苏　悦　张　燕　姜梦雨　郭　伟
	梁嘉慧　司一含

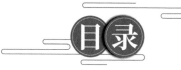

目录

上篇　概述

青春期健康与防护 / 002

　　生长发育特点 / 002

　　调护要点 / 005

营养与健康 / 024

　　营养与青少年成长发育 / 024

　　青少年的饮食药膳 / 030

体育运动与健康 / 040

青少年推拿调护 / 046

　　青少年常用保健法 / 046

　　青少年常用强健法 / 059

　　青少年素体调节 / 062

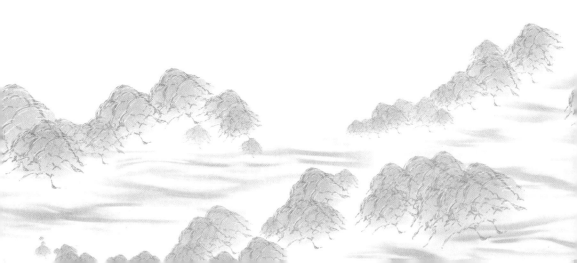

下篇　常见病防治

慢性扁桃体炎 / 066

慢性鼻炎 / 073

痤疮 / 081

荨麻疹 / 091

慢性咽炎 / 098

胃肠炎 / 105

心肌炎 / 114

发热 / 122

感冒 / 128

咳嗽 / 134

头痛 / 140

便秘 / 147

不寐 / 152

胃痛 / 158

呕吐 / 164

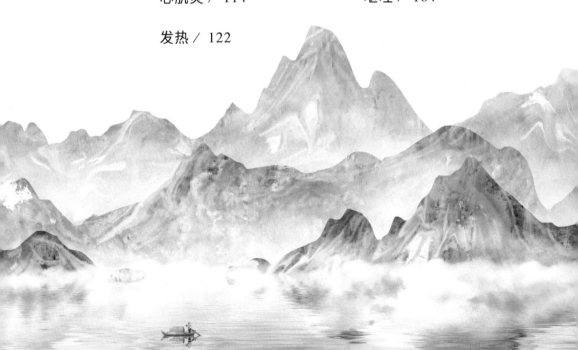

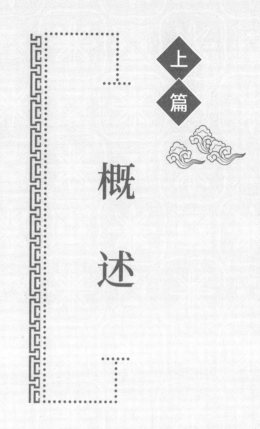

上篇

概述

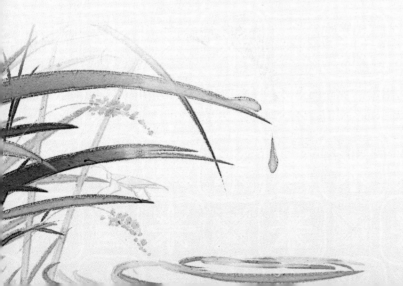

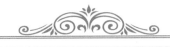

青春期健康与防护

生长发育特点

一、男孩生长发育特征

《素问·上古天真论》言："丈夫二八，肾气盛，天癸至，精气溢泻，阴阳和，故能有子。"

释义：男子从 16 岁开始，肾气从实到充盈，天癸到来，精气充沛，阴阳调和，具有生育能力。

1. 生理特征

（1）生理发育变化

8~16 岁，体格稳步增长，除生殖系统外其他系统发育水平逐渐接近成人。《灵枢·天年》中描述："人生十岁，五脏始定，血气已通。"意思是十岁之时五脏之气已经稳定了，血气、血脉都通畅了，气血也就流通了。到了 16 岁左右，肾气充盛，天癸已至，体表有多而密的汗毛，面部胡须生长，喉结突出，嗓音逐渐低沉。

（2）身高体重变化

13 ~ 14 岁开始进入青春期。进入青春期后，男子体格生长出现第二次高峰，体格高大，肌肉发达。在此阶段，男子平均每年身高增长 5 ~ 8 厘米，体重增长 4 ~ 6 千克，胸围增长 3 ~ 4 厘米。

2. 第二性征

13 到 14 岁时，第二性征开始发育，主要表现在声音变粗，胡须和腋毛开始长出，阴茎变长，但是周径增大的速度较小，睾丸和阴囊仍在继续生长，出现阴毛，前列腺开始活动。14 ～ 16 岁，阴囊和阴茎开始继续增大，阴茎头根充分发育，阴囊颜色较深，睾丸发育成熟，出现梦遗，肩膀变宽，肌肉发达。

二、女孩生长发育特征

《素问·上古天真论》："二七而天癸至，任脉通，太冲脉盛，月事以时下，故有子。"

释义：到了 14 岁左右，对生殖功能有促进作用的物质——"天癸"成熟并发挥作用，使任脉通畅，冲脉气血旺盛，表现为月经按时来潮，开始有了生育能力。

1. 生理特征

（1）身体长高

在此阶段身高的年增长速度明显加快，平均每年长高 5 ～ 7 厘米。

（2）生殖器官逐渐发育成熟

大阴唇逐渐丰满，小阴唇增长、延长并盖住阴道口，外阴色素沉着。阴道长度增加，阴道黏膜增厚，开始有分泌功能，产生的分泌物在阴道杆菌的作用下呈酸性，使细菌不易生长，以增强对疾病的抵抗力。子宫比青春期前增大约 1 倍。卵巢开始排卵，同时周期性分泌激素。

（3）体重增加

体重每年可增加 5 ～ 6 千克，个别可增加 8 ～ 10 千克。

（4）第二性征

声调开始变高，乳房增大且隆起，骨盆变宽，臀部变大，出现阴毛、腋毛。卵巢主要分泌雌激素和孕激素，正是这两种激素维持着女性的月经周期。

（5）月经初潮

在 11 ～ 14 岁之间出现月经初潮。但由于卵巢功能尚不健全，故初潮后月经周期也无一定规律，经逐步调整才能接近正常。

2. 心理特征

表现为性格发生较大变化，多由好动变得沉静、斯文与害羞，做事开始三思而行。更为重要的是，此时出现了性心理的萌发，对异性产生好感，对有关性的问题产生兴趣，甚至开始有手淫行为。

3. 月经特点

（1）月经形成

月经是由下丘脑、垂体和卵巢三者生殖激素之间的相互作用来调节的，在月经周期中的月经期和增殖期，血中雌二醇和孕酮水平很低，从而对腺垂体和下丘脑的负反馈作用减弱或消除，导致下丘脑对促进性腺激素释放激素的分泌增加，继而导致腺垂体分泌的卵泡刺激素和黄体生成素增多，因而使卵泡发育，雌激素分泌逐渐增多。此时，雌激素又刺激子宫内膜进入增殖期。黄体生成素使孕激素分泌增多，导致排卵。此期中雌激素与孕激素水平均升高，这对下丘脑和腺垂体产生负反馈抑制加强的作用，因而使排卵刺激素和黄体生成素水平下降，导致黄体退化，进而雌激素和孕激素水平降低。子宫内膜失去这两种激素的支持而剥落、出血，即发生月经。此时，雌激素和孕激素的减少，又开始了下一个月经周期。

中医认为，月经是由"肾气盛，天癸至，任脉通，太冲脉盛"形成的。女子到了二七，肾气盛，则先天之精，化生的天癸在后天水谷之精的充养下最后成熟，同时通过天癸的作用，促成月经的出现。所以在月经产生的机理中，肾气盛是起主导作用和决定作用的。"天癸至"则"月事以时下""天癸竭，则地道不通"说明天癸是促成月经产生的重要物质。"任脉通，太冲脉盛"是月经产生机理的又一重要环节，也是中心环节。"任脉通"是天癸达于任脉，则任脉在天癸的作用下，所司精、血、津、液旺盛充沛。"太冲脉盛"，王冰说："肾脉与冲脉并，下行循足，合而盛大，故曰太冲。"说明肾中元阴之气天癸通并于冲脉为"太冲脉"。冲脉盛是冲脉承受诸经之经血，血多而旺盛。因此"太冲脉盛"即天癸通于冲脉，冲脉在天癸的作用下，广聚脏腑之血，使血海盛满。血海满盈、满而自溢，因此，血溢胞宫，月经来潮。

（2）初潮时间及影响因素

少女第一次来月经称为月经初潮，它是青春期到来的重要标志之一。初潮年龄约在 10 ~ 17 岁。月经初潮年龄可受地区、气候、体质、营养及文化的影响提早或推迟，在我国，女子初潮年龄早至 11 周岁，迟至 18 周岁，都属正常范围。

（3）月经的色与量

正常月经周期一般为 28 天左右，但在 21 ~ 35 天也属正常范围。经期，指每次行经持续时间，正常为 3 ~ 7 天，多数为 4 ~ 5 天。经量，指经期排出的血量，一般行经总量约为 50 ~ 80 毫升。经期每日经量，第一天最少，第二天最多，第三天较多，第四天减少。经色，指月经的颜色，正常者多为暗红色，由于受经量的影响，所以月经开始时的颜色较淡，继而逐渐加深，最后又转呈淡红。经质，指经血的质地，正常经血应是不稀不稠，不凝结，无血块，也无特殊气味。经期一般无不适感觉，仅有部分女性经前和经期有轻微的腰酸、小腹发胀、情绪变化等，也属于正常现象。

调护要点

一、上学劳神的调护

青春期也是学龄期，学业强度大，熬夜多，心理压力较大，甚至会出现头晕、记忆力减退、失眠、急躁易怒等症状，这些也会影响学生的成绩。饮食、运动、心理调护对学生的身心均具有很大帮助。其中，药膳可以起到调理气血阴阳的作用，对调护身体大有裨益。

1. 膳食调护

（1）黄精鸡煲

【组成】黄精 10 克，山药 30 克。

【做法】煲鸡汤。

【功效】益气补血。

【方解】黄精性味甘平，可补气养阴，健脾，润肺，益肾；山药可平补肺脾肾三脏，《神农本草经》中言其"主伤中，补虚，除寒热邪气，补中益气力，长肌肉，久服耳目聪明"。山药、黄精搭配可补益先后天，益气补血，以养精气。

（2）龙眼莲子羹

【组成】龙眼、莲子、百合各 20 克。

【做法】煮汤。

【功效】补益心脾。

【方解】《本草求真》中记载："龙眼气味甘温，……能益脾长智，养心保血，为心脾要药，是以心思劳伤而见健忘，可用此为治。"莲子、百合可清心安神、养阴润肺。三药相配，可补益心脾，缓解健忘症状，帮助睡眠。

（3）竹叶莲子羹

【组成】竹叶10克，莲子20克，肉桂5克。

【做法】煮汤，可加一个鸡蛋一同服用。

【功效】清心安神，交通心神。

【方解】竹叶可清热生津除烦，莲子可清心安神，肉桂可补火助阳。三药合用可清心安神，交通心神，有助睡眠。

（4）桑葚茉莉饮

【组成】桑葚、百合各20克，茉莉花5克。

【做法】煮汤食用。

【功效】补血安神开郁。

【方解】桑葚味甘性寒，入心肝、肾经，有滋阴补血作用，可治阴虚津少、失眠；百合可清心润肺；茉莉花可理气开郁和中。煮汤食用，可养血安神开郁，以助睡眠，缓解急躁。

（5）西湖藕粥

【组成】莲藕250克，红糖少量。

【做法】煲粥。

【功效】养血益气，除烦悦心神，用于脾胃气虚胃痛。

【方解】莲藕甘润可口，可生津凉血；红糖具有益气养血，健脾暖胃，祛风散寒，活血化瘀之效。两者煲粥可益气养血，除烦养心。同时红糖中含有丰富的维生素 B_1、B_2、B_6 及维生素 C，可补充孩子生长过程中所需的微量元素。

（6）百合苹果露

【组成】百合15克，苹果适量。

【做法】将百合用水泡开后与苹果一同绞汁服用。

【功效】滋润肺胃。

【方解】百合可清心润肺生津，滋养肺胃，缓解双目干涩、阴虚咳嗽、失眠等症状；苹果富含多种微量元素和维生素等人体所需的营养成分，同时磷和铁等元素，易被肠壁吸收，实验表明，其有补脑养血、宁神安眠作用。

（7）理气消滞茶

【组成】紫苏梗、山楂、莱菔子、决明子、菊花各10克。

【做法】水煎，代茶饮。

【功效】清肝理气，和胃导滞。

【方解】紫苏梗可理气宽中和胃；山楂、莱菔子可消食导滞；决明子、菊花可清肝明目；五味药代茶饮，可消食和胃，清肝明目。缓解厌食、失眠、双目干涩及急躁易怒等症状。

（8）虾仁蛋包饭

【组成】鲜虾仁、大米饭适量，鸡蛋1个。

【做法】鲜虾仁煮熟，与大米饭一同炒熟调味，鸡蛋搅拌开，下锅摊成薄鸡蛋皮，用蛋皮将炒饭包好，适合考试期间给学生补充营养。

（9）笋丝百叶

【组成】竹笋50克，牛百叶200克。

【做法】牛百叶洗净后以开水焯熟，竹笋切丝，下油锅与牛百叶炒熟调味，可加其他喜欢的食物调色，增进食欲，适合考试期间给学生补充营养。

（10）羊骨冬瓜汤

【组成】羊骨、冬瓜适量。

【做法】用羊骨与冬瓜熬汤。

【功效】补脾养血，益气补肾，健骨固齿，有利于青少年长高。

【方解】羊骨可补肾精，强筋骨；冬瓜可消热利水，且含有丰富的蛋白质、碳水化合物、维生素以及矿质元素等营养成分。两者熬汤可促进青少年发育。

（11）河虾炒鸡蛋

【组成】河虾100克，鸡蛋1个。

【做法】下油锅炸酥，鸡蛋入油锅炒熟下河虾，快速翻炒出锅即可。

【功效】补肾健骨，养血润燥，有利于青少年长高。

【方解】虾肉营养丰富，且其肉质松软，易消化，同时富含镁、磷、钙，可促进青少年发育。

2.养成体育锻炼的习惯

注意劳逸结合，每日进行一定时间的体育运动，如跳绳、快走、慢跑、篮球等，可以缓解压力。

3.心理指导

（1）培养健康的心理、健全的性格、乐观的情绪，与周围人建立起良好的关系，在学习、生活与工作中，逐渐学会以诚恳、平等、谦虚、宽厚的态度对待别人。在与人交往中，处处与人为善，并信任尊重他人，不要轻易对人表示愤怒或怨恨。

（2）正确认识和对待身体的发育现象。必须适应发展中的新自我，同时还必须适应别人对于他的新形象所表现出的反应。

二、近视的调护

根据《2004年全国学生体质健康监测报告》数据显示：我国7～12岁的小学生视力不良检出率为32.5%，初中生视力不良检出率为59.4%，高中生视力不良检出率为77.3%。学生视力不良检出率逐年攀升，青少年成了近视的高发群体。2019年10月8日，首份《世界视力报告》由世界卫生组织发布，报告指出全球近视人数约为26亿，19岁以下近视者为3.12亿，尤其是儿童、青少年，近视率不断上升。中医对近视的认识最早出现在隋代，最早记载见于隋代巢元方的《诸病源候论》，明代王肯堂在《证治准绳》中称近视为"能近怯远证"，傅仁宇在《审视瑶函》中称近视为"近觑"，清代黄庭镜在《目经大成》中始称近视。

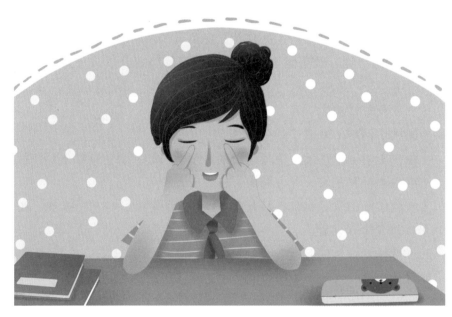

1. 近视的原因

（1）用眼时间过长

目前，青少年学业压力增大，课外阅读时间延长，且一系列电子设备的普及，使青少年学生过度追求游戏、娱乐，或采取线上学习的时间均有所增加，长时间、近距离地用眼导致青少年近视人数逐年攀升。

（2）睡眠不足

中医认为，眼部功能的发育与五脏六腑均具有密切关系，《灵枢·大惑论》谓："五脏六腑之精气，皆上注于目而为之精。精之窠为眼，骨之精为瞳子，筋之精为黑眼，血之精为络，其窠气之精为白眼，肌肉之精为约束，裹撷筋骨血气之精而与脉并为系，上属于脑，后出于项中。"青少年正处于生长发育阶段，若睡眠不足，无法养护肾之精气，而精血同源，肝血失之所养，肝开窍于目，故可见双目干涩、疲劳，严重则导致近视。

（3）遗传因素

近视眼已被公认有一定的遗传倾向，高度近视更是如此。但对一般近视，这一倾向则不明显。因遗传因素导致近视，患病年龄较早，度数多在600度以上，但也有高度近视眼者无家族史。高度近视眼属常染色体隐性遗传，一般近视眼属多因子遗传。

（4）光污染

光污染指过量光辐射对人类生产和生活造成不良影响的一种现象，包括可见光、红外线、紫外线造成的污染。光污染可能造成视疲劳、视网膜损害、白内障等眼病。开夜灯睡觉属于光污染的一种，易造成睡眠浅，不利于大脑休息和眼睛保养，从而加速近视的发生。

2. 近视的调护

在近视的调护中，中医也有独特的治疗体系，如运用针灸（含耳针）、推拿等方法治疗。

（1）针灸疗法

以局部取穴（眼部穴位）为主，全身取穴为辅的取穴原则，根据患者体质与病情的需要，选出 2~3 个穴位组，定期轮换针灸。

①体针

常用下列数组穴位：承泣、睛明、四白、肩中俞，头维、球后，睛明、光明、太冲，照海、丝竹空，每天针刺1组，轮换取穴，10次为1个疗程。

②耳针

常取穴有神门、肝、脾、肾、眼、目1、目2或在耳区寻找痛点，或用王不留行籽等压穴，每天自行按摩3～4次。

③梅花针

用梅花针轻轻打刺太阳穴，或打刺背部脊椎两侧（华佗夹脊穴），每日1次，10次为1个疗程。

（2）推拿疗法

主穴取攒竹下3分，配穴取攒竹、鱼腰、丝竹空、四白、睛明，可自我推拿或相互推拿，即以食指指端按住穴位，先主穴，后配穴，对准穴位做小圆圈按摩，共10分钟。通常1个月为1个疗程。

附：常用近视预防穴位

承泣：在面部，瞳孔直下，当眼球与眶下缘之间。

睛明：目内眦角稍上方凹陷处。

四白：在面部，瞳孔直下，当眶下孔凹陷处。

太阳：在颞部，当眉梢与目外眦之间，向后约一横指的凹陷处。

丝竹空：在面部，当眉梢凹陷处。

攒竹：在面部，当眉头陷中，眶上切迹处。

瞳子髎：在面部，目外眦旁，当眶外侧缘处。

合谷：在手背，第1、2掌骨间，当第2掌骨桡侧的中点处。

鱼腰：在额部，瞳孔直上，眉毛中。

光明：在小腿外侧，当外踝尖上5寸，腓骨前缘。

头维：在头侧部，当额角发际上0.5寸，头正中线旁4.5寸。

太冲：在足背侧，当第1跖骨间隙的后方凹陷处。

照海：在足内侧，内踝尖下方凹陷处。

肩中俞：在背部，当第7颈椎棘突下，旁开2寸。

球后：在面部，当眶下缘外四分之一与内四分之三交界处。

（3）药物疗法

中医认为，肝开窍于目，肝血养肝目。若肝阴不足，或肝郁化火，肝火上炎则双目失养，故出现近视。中医还有五轮学说，指出脾为肉轮（部位指上下胞睑）、心为血轮（部位指内外两眦及眦部血络）、肺为气轮（部位指白睛，包括表层的球结膜及里层的巩膜）、肝为风轮（部位指黑睛，即角膜）、肾为水轮（部位指瞳神），认为五脏与目的功能皆密不可分，在选方用药治疗时多以清肝养肝为主，根据辨证加味。

临床常用方剂：石斛夜光丸、驻景丸、明目地黄丸、杞菊地黄丸等。

①石斛夜光丸

【组成】石斛 30 g，人参 120 g，山药 45 g，茯苓 120 g，甘草 30 g，肉苁蓉 30 g，枸杞子 45 g，菟丝子 45 g，地黄 60 g，熟地黄 60 g，五味子 30 g，天门冬 120 g，麦冬 60 g，苦杏仁 45 g，防风 30 g，川芎 30 g，枳壳（麸炒）30 g，黄连 30 g，牛膝 45 g，菊花 45 g，蒺藜（盐炒）45 g，青葙子 45 g，决明子 45 g，水牛角浓缩粉 60 g，羚羊角 300 g。

【功效】滋阴补肾，清肝明目。

【主治】肝肾两亏、阴虚火旺所致内障目暗、视物昏花。

【用法】口服。一次 15 丸（9 克），一日 2 次。

【方解】方中石斛补肝肾，明目，为主药；山药、牛膝、菟丝子、五味子补益肝肾；肉苁蓉补肾益血；蒺藜平肝疏肝；菊花、青葙子、决明子、山羊角清肝明目；人参、茯苓、甘草补中益气；枸杞子、菟丝子益肝肾；生熟地黄、天门冬、麦冬滋阴；防风、川芎祛风；川芎与枳壳同用增强行气之力；苦杏仁味苦能降，疏利气机；水牛角浓缩粉、黄连清热。全方滋阴补肾，清肝明目。

②驻景丸

【组成】菟丝子 5 两（酒浸 3 日，晒干，别捣为末），车前子 1 两，熟干地黄 3 两。

【功效】补肝肾，增目力。

【主治】肝肾俱虚，症见眼常昏暗，多见黑花，或生障翳，视物不明，迎风流泪。

【用法】每服 30 丸。

【方解】方中菟丝子补益肝肾，固精明目；车前子入肝肾经，亦可明目，疗目赤肿痛；熟干地黄滋阴养血，助阴血养目之功。

（4）药膳

①红杞蒸鸡

【组成】枸杞子 15 克，仔鸡 1 只，黄酒、胡椒粉、姜、葱、精盐、味精各适量。

【做法】将鸡放血、去毛、剖肚去内脏后，放入锅中沸水焯透，再将枸杞子放入鸡腹，加清汤与调料，经沸水大火上笼蒸2小时，取出即可。

【功效】明目。

②归芪蒸鸡

【组成】当归10克，黄芪15克，仔鸡1只，黄酒、胡椒粉、姜、葱、精盐、味精各适量。

【做法】将鸡放血、去毛，剖肚去内脏后，放入锅中沸水焯透，再将当归、黄芪放入鸡腹，加清水与调料，经沸水大火上笼蒸2小时，取出即可。

【功效】明目。

③归参鳝鱼羹

【组成】人参、当归各10克，鳝鱼数条。

【做法】加水煮当归、人参取汁，以其汁蒸鳝鱼为羹，适量调味即可。

【功效】明目。

④银杞明目汤

【组成】干银耳3克，枸杞子5克，鸡肝50克，茉莉花12朵，黄酒5克，生姜汁2克，精盐2克，味精1克，淀粉适量。

【做法】将鸡肝洗净、切片，加淀粉、黄酒、生姜汁、精盐、味精调匀备用，先入清汤、调料，随即下银耳、鸡肝、枸杞子，待鸡肝煮熟，盛入碗中撒上茉莉花即可。

【功效】明目。

⑤桂圆淮药糕

【组成】淮山药500克，白砂糖200克，熟面粉100克，熟莲子、桂圆肉各25克，猪油、蜂蜜各适量。

【做法】将淮山药研成粉，与熟面粉揉成圆饼状，将熟莲子、桂圆肉撒于表面，蒸15分钟，再将熟猪油、加热后的蜂蜜浇在糕上即可。

【方解】每日适量分食。

【功效】明目。

⑥枸杞叶猪肝汤

【组成】猪肝60克，枸杞叶250克。

【做法】将猪肝洗净、切片，加油、盐拌匀，枸杞叶摘下洗净。煮沸适量清水，放枸杞叶、猪肝，煮沸，猪肝熟后即可。

【功效】养肝清肺明目。适用于血虚肝热，头痛头晕，视物不清，视力下降，或夜盲，或目赤涩肿。

⑦枸杞鹌鹑蛋汤

【组成】枸杞15克，鹌鹑蛋6个，红糖适量。

【做法】将枸杞子洗净去杂，鹌鹑蛋洗净，放锅内煮熟捞出去壳。锅内加清水，放鹌鹑蛋煮沸，加入枸杞子、红糖煮至红糖溶化，出锅即成。

【功效】护眼明目，健脑益智。适用于青少年近视。

⑧菊花枸杞猪肝粥

【组成】蟹爪白菊花2朵，枸杞15克，猪肝60克，大米60克。

【做法】将蟹爪白菊花去蒂、猪肝切片，蟹爪白菊花、枸杞与大米煮粥，待粥将成时加入猪肝，稍煮数分钟，猪肝刚熟调味即成。

【功效】清肝养血，滋阴明目。用于肝肾不足、气血两虚所致假性近视，视力下降，夜视不明等。

⑨黄精瘦肉汁

【组成】黄精15～30克，猪瘦肉100克。

【做法】将黄精稍洗、猪瘦肉切片。先以黄精煮汁，取药汁与瘦肉置碗内。隔水炖约1小时。每晚食用，3～5天为1个疗程。喝汤食肉。黄精煮后也可食用。

【功效】滋阴养血、明目。用于血虚疳疾，视力下降，面色萎黄，胃肠不佳。口苦、舌苔厚腻、大便溏者不宜选用。食用后，如出现胸满腹胀、饮食顿减应停服。

⑩鲍鱼决明汤

【组成】鲍鱼30克，石决明30克(打碎)，枸杞子15克，白菊花10克。

【做法】先将石决明煎沸煮30分钟，然后下枸杞子，白菊花及鲍鱼，同煮为汤。

【功效】滋阴降火，明目。

⑪菟丝子粥

【组成】菟丝子30克，粳米60克，白糖适量。

【做法】将菟丝子洗净捣碎，加水煎煮，去渣取汁加入粳米煮粥，食用时加白糖。每日服1剂，分2次服用。

【功效】补肾益精养肝明目。用于肝胃不足所致近视。

⑫枸杞粥

【组成】枸杞子30克，粳米60克。

【做法】将枸杞子与粳米同煮，每日服1剂。

【功效】补肾，养阴，明目。适用于肝肾阴虚型近视。

⑬谷精草养肝汤

【组成】谷精草30克，羊肝100克。

【做法】羊肝切片，与谷精草煮汤调服。

【功效】疏风清热，养肝明目。适用于风热眼赤、双目干涩者。

⑭葱白猪肝鸡蛋汤

【组成】猪肝150克，鸡蛋2个，葱白少许，食盐适量。

【做法】猪肝加水煮汤，加入鸡蛋、葱白、食盐调味，食猪肝饮汤。

【功效】补虚养血明目。适用于肝血虚型近视。

⑮花生瓜子枣豆糕

【组成】花生米100克，南瓜子50克，红枣肉60克，黄豆粉30克，粳米粉250克，面粉适量。

【做法】将花生米、南瓜子、黄豆粉、粳米粉与红枣肉共捣为泥，再加面粉、适量油与水，调匀做糕，蒸熟，一日吃完。

【功效】补脾益气，养血明目。适用于近视、视物模糊，伴心悸气短、体虚便秘者。

附：常用养肝明目药物：当归、黄芪、鸡血藤、石菖蒲、远志、茯苓、党参、黄芪、山药、山茱萸、枸杞、菟丝子等；常用清肝明目药物：桑叶、菊花、青葙子、密蒙花、决明子、蝉蜕等。

亦可选择外用滴眼药水：可选用0.25%托品酰胺眼药水滴眼，每晚临睡前滴眼1次。

（5）保健推拿

眼部保健推拿，可疏通经络，调和气血，加强眼部肌肉的调节能力，改善眼部血液循环，从而达到消除眼部疲劳、保护视力、预防近视的目的。

具体操作：

仰卧位，清肝经（位于食指指腹，由指根到指尖方向做直推）2～3

分钟。

提拿印堂（位于眉心，两眉连线的中点，拇指食指相对，轻拿印堂处皮肤，上提）5~8次。

按揉攒竹、鱼腰、丝竹空、太阳、睛明、四白（攒竹穴位于眉头凹陷中，用两拇指在攒竹穴做环形按揉；鱼腰穴位于眉毛中间，用两拇指在鱼腰穴处做环形按揉；丝竹空穴位于眉梢凹陷处，用两拇指在丝竹空穴处做环形按揉；太阳穴位于外眼角与眉梢连线中点后方的凹陷处，用两拇指在太阳穴处做环形按揉；睛明穴位于内眼角稍上方凹陷处，用两拇指在睛明穴处做环形按揉；四白穴位于眶下孔处，瞳孔直下1寸，用两拇指在四白穴处做环形按揉），各操作50次。

推抹眼眶（位于眼周，包括上眼眶和下眼眶，将双手拇指置于眉头处，沿上眼眶由内向外推抹，继而沿下眼眶由内向外推抹，上下眼眶完成为1次）约20次。

拿风池（位于枕项部，枕骨下方两侧凹陷中，将拇指、食指置于双侧风池穴，稍用力捏并向上提拿）10次。

3. 近视预防

（1）养成良好的用眼习惯，阅读和书写时保持端正的姿势，眼与书本应保持30厘米左右的距离，不在走路、乘车或卧床情况下看书。连续用眼时间不宜过长，用眼30~50分钟后宜休息10~15分钟，再进行学习工作。看电视、用电脑时保持屏幕对角线4~6倍的距离。

（2）学习和工作环境照明要适度，无眩光或闪烁，黑板不反光，不在阳光照射或暗光下阅读或写字。

（3）养成远眺、闭目、做眼保健操的习惯，定期检查视力，对验光确诊的近视应佩戴合适的眼镜以保持良好的视力。

（4）饮食均衡，不偏食。注意摄入蛋白质、钙、锌及维生素等对眼睛有益的食物，如肉、蛋、奶、新鲜水果蔬菜、豆制品、虾皮、大枣等。

三、营养失调性肥胖症的调护

肥胖是指身体里脂肪过多蓄积造成体重超标准的现象。一般体重超标10%为超重，超标20%为轻度肥胖，超标30%为中度肥胖，超标50%为重度肥胖。肥胖也是在青少年中存在的最普遍的营养问题。青春期发胖与内分泌、营养和遗传因素均有关系。青春期学生学习压力较大，饮食不规律，或偏食油炸和高糖食品，摄入热量超过了自身消耗热量；体育运动量过少，导致脂肪堆积；遗传因素对肥胖具有一定影响，父母双方都较肥胖，其子女发生肥胖的可能性达80%以上，若父母一方有肥胖，那子女发生肥胖的可能性仅为14%。根据青少年时期肥胖的程度和持续时间，可预测成年后发生肥胖症的可能性。据调查，青少年时期肥胖持续时间越长，成年后体重过重的可能性越大。所以为防止成年后肥胖，控制肥胖要从青少年入手。

肥胖是一种不健康的体态，其在精神上往往有抑郁表现，有时参加活动或劳动受限，将来还有可能出现高脂血症、高血压、糖尿病等慢性病。肥胖是一种营养失调症，并非所谓营养太好或营养最佳状况，也不是健康的标志。青少年时期肥胖不仅体态臃肿，行动不便，影响活动，也影响学习和生活，甚至平时有精神不振、容易打瞌睡、思维迟钝等现象，使学生心理上产生自卑感，出现心理压力。中医学认为肥胖主要与脾胃有关，脾胃运化失调，使痰湿不化。治疗肥胖应辨证选方，宜补虚泻实。

1. 膳食调护

（1）清蒸茯苓鲤鱼

【组成】鲤鱼1条，茯苓20克，香菇、葱、姜适量。

【做法】将香菇、葱、姜、茯苓塞入鲤鱼腹中，撒上黄酒等调味，上锅蒸20分钟。

【功效】健脾利湿。适用于脾虚湿盛肥胖，症见头身困重，四肢乏力、口黏、肠鸣腹泻、胸闷、大便稀溏。

（2）砂仁贝母粥

【组成】砂仁、贝母各5克。

【做法】砂仁煎汤取汁，贝母研末，煲粥。

【功效】健脾，理气，化湿。适用于素体肥胖，咳吐痰涎，胸闷气短，胃脘满闷，少气乏力，动则尤甚。

（3）虾仁韭菜

【组成】虾仁、韭菜适量。

【做法】虾仁煮熟，与韭菜一同炒制，佐餐食用。

【功效】温阳健脾，益肾行水。适用于肾阳虚肥胖，症见少气懒言，腰膝酸软，畏寒肢冷，腹胀。

2. 运动减肥

（1）跳绳减肥法

跳绳有益身心。从运动量来说，持续跳绳 10 分钟，与慢跑 30 分钟或跳健身舞 20 分钟相差无几，可谓是一种耗时少、耗能大的力量训练。跳绳能促进血液循环，保护心脏，提高肺活量；还可增进青少年发育，强身健体，开发智力，有益身心健康。跳绳还有减肥的功效，据研究，肥胖的人在饭前跳绳可以降低食欲。长期坚持跳绳能训练人的弹跳、速度、平衡、耐力和爆发力，还能培养人的准确性、灵活性、协调性。

跳绳是一种运动量较大的户外活动，练习前一定要做好身体各部位的准备活动，特别是足踝、手腕和肩关节、肘关节，这些部位一定要活动开。跳绳开始时宜慢速，随着坚持时间的增长，可以逐渐提高跳绳的速度。慢速保持在平均每分钟跳 60 ~ 70 次，较快的速度保持在平均每分钟 140 ~ 160 次。冬天在户外跳绳难免出汗，在停顿下来时，要及时穿上外衣。跳绳不仅是儿童的游戏，还是健身的好方式。

（2）跑步减肥法

跑步是减肥的另一个运动方法，在进行中长跑时，身体重心不要起伏过大，尽量保持平稳，两腿、两臂放松，脚落地时要柔和并有弹性。呼吸要有一定节奏和深度，并与跑的动作相配合，一般采用两三步一吸，两三步一呼，用鼻吸、口呼的方法。

3. 肥胖预防

（1）改善饮食习惯是减肥的一个重要手段，饮食中既要保证充足的蛋白质、维生素和矿物质供给，以利于青春期的生长发育和新陈代谢的需要，又要限制和减少含高脂肪、高糖类食物的摄取。改善饮食习惯主要从减少晚餐进食量和减慢吃饭速度着手。例如晚餐尽量少吃脂肪食品，以八成饱为佳。

（2）要对肥胖青少年学生进行健康知识教育，使之懂得肥胖产生的原因及其对机体的危害，掌握肥胖防治方法。

（3）要避免产生自卑感，积极和朋友来往，参加文体活动，特别要积极参加体育活动和体力劳动，消耗体能；合理安排休息，不要贪睡。

（4）进食适中，餐前可先吃水果和汤类，要少吃主食、甜食和动物脂肪，多吃蔬菜、水果、豆类和瘦肉等；不要用饥饿疗法减肥，以免影响青春期正常生长发育。

4. 肥胖青少年适合的饮食

优质蛋白食物：鱼、禽类、蛋、蔬菜、水果。热量少体积大的食物：芹菜、胡萝卜、笋、西兰花、黄瓜。粗粮：糙米、麦片、玉米。

四、女孩乳房保健

1. 调护要点

女子从十二三岁开始乳房逐渐增大，此时卵巢的卵泡还未发育成熟，部分女生未来月经，乳腺发育不成熟，主要表现为乳头增大，结缔组织含量丰富，触感坚硬。乳房发育基本定型后，少女要及时佩戴胸罩。佩戴胸罩能使乳房得到支持和扶托，使乳房血液循环通畅，有利于乳房发育，并能保护乳头避免擦伤和碰痛。应选择尺寸合适的胸罩，佩戴后要感到舒适而又无压迫紧束感。不要选择过紧的胸罩，胸罩应根据身体胖瘦的变化随时更换。

由于内分泌的原因，每当月经周期前后，可能有乳房胀痛、乳头痒痛的现象。要经常清洗乳头、乳晕、乳房。因为乳晕上有许多腺体，会分泌油脂样物质，它可以保护皮肤，但也会沾染污垢、产生红肿等，因而要保持乳房的清洁卫生。

适当的运动能促进乳房的正常发育，并能增进健康，而且是既方便又经济的健胸方法。每天坚持做发达胸廓和胸肌的运动，保持挺胸收腹的良好姿势。

乳房发育期间应加强营养。要保证每日有蛋白质、脂肪摄入，多吃鱼、蛋、蔬菜、瓜果等。适合的食物：牛奶，大豆，胡萝卜、花椰菜、甘蓝菜、海参、猪脚、蹄筋。

2. 调护方法

青春期少女内分泌功能处于旺盛阶段，性腺的发育更为明显。女孩子的乳房因雌激素水平的升高，一般从 13 岁开始发育，到 16 岁乳房丰隆而饱满并富有弹性，随之逐渐发育成熟。青春期乳房自我保健按摩能促进乳腺发育，改善乳房发育不良状态，同时还可以预防某些疾病。

（1）乳腺按摩

①两手同时揉乳房正反方向各 30 次，再左右与上下各 30 次，两手手尖同时捏乳头，以不痛为度，一捏一放为一次，做 30 次。

②取站立位，将一手掌置于胸骨正中上方天突穴上，配合呼吸，呼气时将手掌缓慢从天突穴沿胸骨推至脘腹部，吸气时手掌松开，退回天突穴处，每次呼吸缓慢推一次，可推 2 ~ 3 分钟。

③取坐位，用一手掌由下向上做顺时针或逆时针的大面积环形按揉，两侧各做 2 分钟。要求用力适宜，动作和缓均匀，以乳房有温热感为宜。

④取坐位，双手掌先搓热，然后分别按于两乳上，掌心对着乳头，做小幅度的环形按摩。要求动作协调，缓和，有节奏，用力均匀，每侧 2 分钟。

附：常用按摩穴位

天突：在颈部，前正中线上，胸骨上窝中央。

膻中：在胸部，前正中线上，平第 4 肋间，两乳头连线的中点。

关元：在下腹部，前正中线上，当脐下 3 寸。

（2）药膳

豆浆羊肉煲

【组成】山药 200 克，鲜豆浆 1 杯，生姜等调料适量。

【做法】煲羊肉汤，加生姜等调味。

3.乳腺检查

（1）站立于镜前，双臂下垂，观察乳房外形，正常的弧形轮廓是否变得不规整，是否有橘皮样的小凹点，挤压时有无液体从乳头溢出。如果出现以上情况，应尽早去医院就诊。

（2）平躺在床上，以乳头为中心，用指腹按顺时针方向紧贴皮肤做循环按摩。检查时用力要均匀，以手指能触压到肋骨为宜。如果发现有结节或包块，需要去医院做进一步检查。

五、女孩月经保健

1.调护要点

女孩在月经期间，血海由满而溢，子门正开，血室空虚，邪气容易入侵；

同时气血失调,情绪易于波动,整个机体抵抗力下降,若调摄不当可引起疾病。

（1）保持清洁

月经期血室空虚,邪毒容易感染和侵袭胞中,因此,必须保持外阴清洁,防止疾病发生。经期应保持外阴清洁,经常用干净的温水冲洗外阴,避免经血结痂。清洗外阴时,下身不要泡在水中,以免脏水渗进阴道。清洗外阴使用专用盆具,大小便后用手纸时要由前向后擦,这样可避免把肛门周围的细菌带到外阴处。注意经期用品卫生,禁止盆浴和游泳。

（2）避免过劳

经期出血体力下降,过度劳累则伤肾,且又耗气动血,可致月经过多、经期延长,甚至崩漏。因此,经期要避免重体力劳动和剧烈体育运动。

（3）避免寒凉

经期机体抵抗力下降,若感受寒凉或寒湿之邪,则气血凝滞,可致月经延期、月经过少或痛经。因此,经期不宜当风感寒、冒雨涉水、冷水洗脚或冷水洗浴。

（4）饮食有节

经期饮食不节,若嗜食辛辣助阳之品,或过度饮酒,则热迫血行,致月经过多、月经不调等;若过食寒凉,寒凝血滞,可致痛经、月经过少。经期要注意饮食调摄,宜食清淡而富于营养的食品。经期适合的食物:鸡蛋、牛奶、樱桃、胡萝卜、红豆、乌鸡、黑木耳。

（5）调和情志

经期阴血下注,气偏有余,情绪容易波动,若被情志伤害可出现月经过多、痛经、闭经等,所以要防止情志损伤,注意化解矛盾,疏通思想,保持心情舒畅,维持气血正常运行,避免疾病发生。

附:经期保健饮食原则

饮食温热,不要食用生冷食物;饮食清淡,不要食用辛辣食物;多食用高纤维食物;摄取优质蛋白质(如果经期经血过多,造成血红蛋白流失,那么可以适当补充含优质蛋白质的食物,及时补充经期中流失掉的养分);不要过量食用甜食。

2.调护方法

女性在月经期应注意营养,适当补充具有补血功效的食物,如猪肝、猪心、羊肝、牛肝、牛筋、红枣、桂圆肉、胡萝卜、菠菜、蛋类以及豆制品等，还可根据不同的体质特点采用中医食疗进行调理。

（1）药膳调护

①莲藕油菜粥

【组成】莲藕 200 克，油菜适量。

【做法】煲粥。

【功效】活血化瘀通经。

②当归羊肉煲

【组成】当归 5 克，肉桂、陈皮各 3 克，羊肉 250 克。

【做法】煲汤，用生姜等调味。

【功效】温经散寒，活血养血，调经止痛。

③枸杞板栗粥

【组成】枸杞子 10 克，板栗 50 克。

【做法】煲粥。

【功效】滋补肝肾，强腰益肾。

④茯苓车前粥

【组成】茯苓粉、车前子各 15 克。

【做法】煲粥。

【功效】清热利湿，化瘀止痛。

⑤羊肉粥

【组成】鲜羊肉 250 克，大米 100 克，葱、姜、食盐各适量。

【做法】将羊肉洗净、切片，与大米、葱、姜、食盐用常规方法熬粥，至羊肉熟烂。

【功效】补气，养血，止痛。适用于气血亏虚型痛经。

⑥猪皮冻胶

【组成】猪皮 1 000 克，黄酒 250 毫升，白糖 250 克。

【做法】将猪皮洗净后切碎，加适量水，用文火炖至汁液黏稠，加入白糖、黄酒即可。每日 2 次，用开水冲化后温服。

【功效】养血益阴，滋肾养肝。可治妇女血虚乏力、月经不调等症，对腰腿酸痛者效果更佳。

⑦益母荠菜肴

【组成】鲜益母草 3 克，鲜荠菜 30 克，菜油适量。

【做法】将鲜益母草、鲜荠菜洗净切断。把铁锅放在旺火上，倒入菜油烧热，放入鲜益母草、鲜荠菜，炒熟即可食用。每天 2 次，服至血止。

【功效】活血，破血，调经。荠菜含荠菜酸，能缩短出血、凝血时间，从而达到止血的目的，对血瘀型月经过多特别有效。

⑧芝麻肝

【组成】猪肝 250 克，豆油 1 000 克，芝麻 100 克，面粉 50 克，鸡蛋 2 个，精盐、葱、姜各适量。

【做法】将猪肝切成薄片，用精盐、葱末、姜末调好，蘸上面粉、芝麻、鸡蛋汁，再在锅内放入豆油，烧至七成熟，放入蘸上调料的猪肝，炸透即可出锅装盘，佐餐食用。

【功效】养血益阴，滋补肝肾。但脾虚便溏者不适宜选择此食疗方案。

⑨珠玉粥

【组成】生山药 100 克，生薏苡仁 100 克，龙眼肉 15 克，粳米 100 克。

【做法】先将生薏苡仁和粳米煮熟，再将去皮捣碎的生山药和龙眼肉放入，同煮为粥。

【功效】健脾益气，双补心脾，月经期食用，有助气血恢复。

⑩乌贼炖鸡

【组成】乌贼 30 克，当归 30 克，鸡肉 100 克，精盐、味精适量。

【做法】把鸡肉切丁，当归切片，乌贼骨打碎，装入陶罐内加清水 500 毫升及精盐、味精，上蒸笼蒸熟，每日 1 次。一般 3～5 次可见效。

【功效】乌贼骨有收敛止血的作用，当归和鸡肉都是补血佳品，所以对血虚型月经过多颇具疗效。

⑪玉米须炖瘦肉

【组成】玉米须 30 克，瘦肉 120 克，精盐适量，味精少许。

【做法】将瘦肉切块，与玉米须一起放入陶罐内，加水 500 毫升，上蒸笼加盖清蒸至肉熟，加精盐、味精，趁热服用。

【功效】玉米须有凉血止血的作用，民间常用来治红崩，瘦肉能补血，两者配合，故治血热型月经过多疗效显著。

⑫羊肉汤

【组成】当归 30 克，生姜 30 克，精羊肉 500 克。

【做法】将上物一同放入砂锅内，加适量水，先用武火烧沸，再改文火炖至肉烂，调味后即可服食，每日 1 次，食肉饮汤。

【功效】温经散寒，补血调经。适用于血虚有寒之月经不调者。

⑬吴茱萸粥

【组成】吴茱萸、生姜、葱白各少量，粳米 50 克。

【做法】将吴茱萸研为细末，用粳米先煮粥，待米熟后下吴茱萸末及生姜、葱白，同煮为粥。

【功效】补脾暖胃，温中散寒，止痛止吐。适用于虚寒型痛经及脘腹冷痛、呕逆吐酸。用量不宜过大，宜从小剂量开始。一切热证、实证及阴虚火旺的病人忌服。

⑭干炖莲子

【组成】荔枝干 20 粒，莲子 60 克。

【做法】将荔枝干去壳和核，莲子去心，洗净后放在陶瓷罐内加水 500 毫升，上蒸笼用中火蒸熟服用。

【功效】荔枝干营养丰富，民间历来认为是补品，能补血滋脾；莲子的作用主要是补脾固涩。两者合用，配伍恰当，常用来治疗脾虚型月经过多。

（2）补气养血穴位按摩

①艾灸神阙穴

鼓舞阳气，温养脏腑，预防和治疗痛经，使女子精神饱满，耳聪目明。

②按揉气海穴

气海位于脐下 1.5 寸，以右手掌心按于穴位上，按揉至腹中温热，伴腹式呼吸，治疗腹痛、完谷不化、虚寒腹泻、痛经、四肢不温。

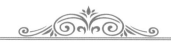

营养与健康

《黄帝内经》中云："女子七岁，肾气盛，齿更发长；二七而天癸至，任脉通，太冲脉盛，月事以时下，故有子……丈夫八岁，肾气实，发长齿更；二八，肾气盛，天癸至，精气溢泻。"青少年时期发育较快，因此，日常饮食中对营养的需求较高，此阶段的营养健康状况对其生长、健康和发育至关重要。若不合理的膳食或营养素缺乏，不仅会导致营养不良及各种营养缺乏，而且还会影响生长发育。

营养与青少年成长发育

青少年时期的成长发育速度快，代谢力旺盛，因此，从食物中获得各类营养物质需求量较大。中医将食物中的营养物质看作后天精微，认为后天精微可充养先天肾精，亦能滋养人体肌肤筋脉五脏。从饮食中获取的蛋白质、矿物质、维生素、脂肪、糖类和水对青春期生长发育有很大帮助。如钙的吸收可促进骨骼发育，研究表明，影响孩子身高的因素，约60%来自于父母的遗传因素，而后天摄入的营养亦对孩子的身高有一定的影响。

青少年每日要保证摄取一定量的主食、肉蛋奶类及各种新鲜应季的蔬菜、水果，避免挑食、偏食，更不应为追求身材苗条而节食减肥。合理安排膳食，能更好地满足身体生长发育的需要。

一、青春期所需要的营养物质

1. 蛋白质

蛋白质是生命的物质基础，是构成细胞的基本有机物，是生命活动的主要承担者。人体的生长、发育、运动、遗传、繁殖等一切生命活动都离不开蛋白质，它对调节生理功能、维持新陈代谢起着极其重要的作用，为青少年的组织生长和更新提供原料。人体的每个组织从指甲、毛发、皮肤、肌肉至内脏、大脑、血液甚至骨骼，无处不存在蛋白质。人体运动系统中肌肉的成分以及肌肉在收缩、做功、完成动作过程中的代谢均与蛋白质有关，离开了蛋白质，体育运动就无法进行。青少年处于成长阶段，每日应摄入一定量的优质蛋白，蛋白质的摄取量应占总热量的12%～15%，男性每日供给量为80～90克，女性为80克，其中优质蛋白质应占40%～50%。在常见的每100克食物中，蛋白质的含量分别为：瘦肉类10～20克，鱼类15～20克，全蛋13～15克，豆类20～30克，谷类8～12克，蔬菜、水果1～2克，所以，膳食中应有足够的动物性食物，如鸡蛋、鱼、虾、动物肝、瘦肉等，植物性食物以大豆为佳。日常生活中各类食物合理搭配是一种有效提高蛋白质营养价值的方法，每天摄入的蛋白质最好有三分之一来自动物蛋白质，三分之二来自植物蛋白质。

若青少年因偏食而致蛋白质摄入不足，则会导致生长发育迟缓、营养不良、体质下降、淡漠、易激怒、贫血以及干瘦或水肿等疾病，并因为抵抗力下降而易感染或继发其他疾病。但蛋白质的摄入也需有度，过度地摄入对人体有害而无利，会加重肾脏负担，对钙的消耗加大，从而影响骨质发育。因此，合理选择蛋白质的量及种类非常重要。

2. 脂肪

脂肪是不溶于水但却溶于有机溶剂的一类化合物，对人体的生长发育有着十分重要的意义。首先，脂肪可以供给人体热量，维持体温，相当于人体内贮存能量的仓库，当遇上如饥饿等问题时，可以防止机体蛋白的消耗；其次，脂肪可以组成机体细胞并且固定、保护内脏，脂肪在体内贮存的位置较为广泛，正因为这种特性，脂肪可以防止脏器摩擦、移位。此外，脂肪还具有促进脂溶性维生素的吸收，增进饱腹感以及提供必需的脂肪酸等多种作用，必需脂肪酸可以提供细胞合成所需要的原料，向皮肤等组织的健康发育提供助力。由此可见，脂肪是青少年生长发育过程中必不可少的一种营养物质。然而近些年来随着生活水平的提高，脂肪的过量摄入也成为导致肥胖的因素之一。肥胖是体内脂肪积聚过多而呈现的一种状态，长时间的肥胖会导致骨关节损伤，同时也是高血压、糖尿病、冠心病等疾病的重要诱因。摄入多少脂肪较为合适便成了一个重要的问题。根据中国营养协会的推荐，通过饮食摄入脂肪的能量，应占每日能量的 25% 到 30%，并且应宣传提高植物油的摄入比例，增加必须脂肪酸和磷脂类的摄入，以促进青少年的生长发育。

3. 糖类

糖类是人体三大主要营养素之一，是人体热能的主要来源。糖供给人体的热能约占人体所需总热能的 60% ~ 70%。糖类主要来源于我们日常所食用的米面类主食中，许多蔬菜、水果中糖类的含量也较高，因其含单糖、双糖类较米面食品多，故容易被人体吸收利用。如哈密瓜、苹果、梨、橘子、葡萄、南瓜、菱角、核桃仁、杏仁、栗子等。含糖类最多要属日常食用的各种食糖，如白糖、红糖等。摄取一定糖类对青少年意义重大，若糖类摄入过少，会出现低血糖风险，对青少年成长及大脑发育不利。但长期高糖饮食，直接影响骨骼的生长发育，导致佝偻病等。

4. 微量元素

微量元素指人体内含量少于体重万分之一的元素，是人体营养要素之一，人体微量元素来源于食物和水，各种营养元素吸收会相互影响，合理的膳食才能保证足够微量元素的摄取。如果膳食调配不当、偏食或患某些疾病时，就容易造成缺乏。人体缺乏某种微量元素会导致疾病，如缺钙会导致骨质发育不良，导致骨质疏松、脊柱变形等。含钙较丰富的食物有乳制品、鸡蛋、鱼类、贝类、豆类等。

如果食物中供给的铁不足，必然使血红蛋白合成受阻，而引起很多器官和组织的生理功能异常，生长发育、智力发育、免疫功能、细胞代谢等均会受到影响。含铁丰富的食物有动物肝脏和其他内脏、红肉类、蛋黄、鱼、豆类、芦笋、菠菜等食物。

锌元素对于青少年的生长发育、组织再生、促进食欲、促进性器官和性功能的正常发育、保护皮肤健康、增强免疫力等多方面都有重要的意义，若缺锌会导致免疫力下降并影响发育和智力。含锌丰富的食物有动物肝脏、瘦肉、牛奶、禽蛋、大豆、花生、芝麻等。

硒元素能够促进青少年的生长，保护心血管和心脏的健康。海产品中硒的含量比较丰富，大蒜中硒的含量也较为丰富。

体内缺乏碘元素发生甲状腺肿大等。含碘丰富的食物有海带、紫菜、发菜、山药等。

5. 维生素

维生素是人为维持正常的生理功能而必须从食物中获得的一类微量有机物质，在人体生长、代谢、发育过程中发挥着极重要的作用。如果因长期偏食，饮食单一而致缺乏某种维生素，就会引起生理机能障碍而发生某种疾病。维生素一般从食物中取得，目前发现的有几十种，如维生素 A、维生素 B、维生素 C、维生素 D 等。

维生素 A 是一系列视黄醇的衍生物（视黄醇亦被译作维生素 A 醇、松香油），又被称为抗干眼病维生素，可以维持视觉，促进生长发育，强壮骨骼，维护头发、牙齿和牙床的健康，加强免疫能力等。据研究，维生素 A 还具有防止正常细胞发生癌变的作用，可见维生素 A 对维护人体健康很重要。正常青少年每天的维生素 A 最低需要量约为 2 000 ~ 2 500 个国际单位（0.3 微克维生素 A 或 0.332 微克乙酰维生素 A 相当于 1 个国际单位），动物脏肝中维生素 A 含量高，胡萝卜及蛋黄等食物中均含有丰富的维生素 A。

维生素 A 摄入不可过量，过多服用会引起慢性中毒，出现食欲不振、毛发脱落、体重不增、口角皱裂、肝肿大、骨质增生等症状，因此口服维生素 A 要听取医生的建议。

B 族维生素包含了 13 种不同的维生素。维生素 B_1（硫胺酸）可维持人体的正常新陈代谢，以及神经系统的正常生理功能。维生素 B_2（核黄素）与能的产生有关，可促进人体生长发育和细胞的再生，增进视力，广泛存在于谷物、蔬菜、牛乳和鱼等食品中。维生素 B_3（烟酸）、维生素 B_6（吡哆醇）是保证身体内红细胞健康的必要因素。青少年贫血除营养不足如蛋白质和铁质缺乏外，还包括维生素 B_6 的严重缺乏。维生素

B_6 对神经系统有控制作用，能对紧张和压力具有缓冲作用，因此，在考试期间可适当服用。人体每日需要维生素 B_6 约 1.5 ~ 2 毫克，不可过多摄入，日服 100 毫克左右就会对大脑和神经造成伤害。日常从食物中汲取的维生素 B_6 足以满足青少年成长发育的要求，酵母、肝、瘦肉及谷物、卷心菜等食物中均含有丰富的维生素 B_6。维生素 B_{12}（钴胺）是唯一含有重要矿物质钴的维生素，体内所有细胞都依赖维生素 B_{12} 维持正常的功能。缺乏维生素 B_{12} 可引起恶性贫血。长期素食的人容易缺乏维生素 B_{12} 而发生恶性贫血。B 族维生素都为水溶性的，无法体内储存，过剩的会随尿液排出体外。因此，人体必须每天补充新的 B 族维生素。B 族维生素的另一个特点是它们的作用是相辅相成的，它们彼此依赖，共同制约，共同发挥效力。因此，如果单吃，不仅没有用，而且有害，因为单一的维生素 B 是不会起作用的。所以，青少年日常膳食宜均衡搭配，避免偏食或节食而出现营养吸收不均衡。

维生素 C 又叫 L- 抗坏血酸，是一种水溶性维生素，可预防癌症、动脉硬化、风湿病、白内障等疾病，还能增强免疫力、抵抗感冒、保护肝脏、预防胃癌，对皮肤、牙龈和神经也有好处。青少年每天需摄入维生素 C 55 ~ 60 毫克，可以从日常饮食中获取，如 75 克辣椒、90 克花茎甘蓝、2 个猕猴桃、150 克草莓、1 个柚子、150 克菜花或 200 毫升橙汁中维生素 C 可达 100 毫克，很多水果中的维生素 C 含量都很高，可以满足青少年的需求量。

维生素 D 可以调节人体内钙磷代谢、促进骨骼生长。维生素 D 在体内的正常水平与骨质和牙齿的健康关系相当密切，尤其是正当进入青春发育期的青少年，如果体内维生素 D 缺乏，致使钙磷代谢失常则会导致佝偻病的发生，也会影响牙齿的正常发育。日常饮食中，牛奶、蛋类、动物内脏中均含有丰富的维生素 D，可以满足青少年发育的需要。另外，青少年应多晒太阳以增加维生素 D 的合成。

6. 水

水是人体生命活动的重要营养物质，是人体正常代谢所必需的物质，在体内起传递营养物质、代谢废物和内分泌物质（如激素）、调节体温等作用。人体内含有 80% 的水，由于青少年生长发育快，代谢旺盛，因此，每天需要补充大约 3 000 毫升水分。若水分摄入过少，可能会出现皮肤干燥、中暑、便秘等一系列疾病，严重者还可能导致脱水。在日常生活中，青少年应养成经常喝水的好习惯，不可以用饮料代替水，宜选择饮用白开水、纯净水等。不过，粥、汤、牛奶的摄入也会增加水的摄取量。

二、合理的营养搭配

1. 营养均衡

青少年由于处在生长发育的重要时期，因此，更加要注意膳食营养均衡搭配。关于营养均衡及膳食搭配，《黄帝内经》早已给出了指导："五谷为养，五果为助，五畜为益，五菜为充。"因此，青少年的饮食宜多样化，粗细兼备，每日必须摄入米面类主食 300 ~ 500 克，作为能量的主要来源，成长期学习压力更大，应每日食用牛奶、鸡蛋等高蛋白食物，以补充蛋白质及钙、铁等元素，促进骨骼肌肉及大脑的发育。每日副食宜荤素搭配，食用一定量的肉类 100 ~ 200 克、豆制品 150 ~ 200 克，进食 300 ~ 500 克新鲜蔬菜如胡萝卜、西兰花、番茄、黄瓜等，每日也应吃新鲜的应季水果和定量坚果，如苹果、香蕉、猕猴桃、草莓、樱桃、火龙果、西瓜、桃子、核桃、榛子、花生等等。水果和蔬菜中含有丰富的微量元素和维生素，对青少年的皮肤、视力、大脑、身高等发育均具有好处。因此，青少年不可挑食或偏食，只吃肉类及油炸类，更不可为了"苗条"节食，只进食单一的蔬菜或水果，这样会影响体内微量元素及维生素的吸收。

2. 合理三餐

中医认为，青少年五脏均处于发育的阶段，学习压力大，代谢旺盛，因此青少年三餐应按时完成。如早餐 7 ~ 9 点完成，午餐 11 ~ 1 点完成，晚餐 5 ~ 7 点完成。尤其早餐非常重要，中医认为 7 ~ 9 点正好是阳明胃经最盛的时间点，在此时吃早餐更有利于消化吸收。早餐最好主食搭配牛奶、鸡蛋等高蛋白食物，若早餐时间过晚，或经常不吃早餐会导致脾胃受损，也会影响营养物质的吸收。午餐可补充能量，并为下午储备能量，因此，主食应配合瘦肉、蔬菜。晚餐不宜进食过饱，可选择清淡饮食，如粥和蔬菜。不可在此阶段暴饮暴食或节食，若暴饮暴食，喜食油腻可能会导致肥胖症、皮肤油腻出痘、胃痛等疾病，节食减肥亦可能患厌食症、胃痛等疾病，对青少年的身心健康损害非常大。

青少年的饮食药膳

不同的身体特质、不同的生长需要，决定了不同年龄段的人们所进行的食疗的侧重是不同的。青少年机体代谢旺盛，所需热量较多，而热量主要来源于碳水化合物、脂肪。碳水化合物主要来源于粮食之中，故青年应保证足够的饭量，注意粗细粮的比例搭配，并摄入适量的脂肪。因此，对于青少年来说，进行药膳食疗，要针对青少年的发育特点，食疗的侧重点应集中在提高记忆力、提高视力、促进骨骼发育、防治肥胖等方面。

一、益智健脑篇

1. 影响智力的因素

智力不是静态的能力，而是动态的能力，这就注定了智力的发展是由许多因素共同作用而实现的。而这些因素在不同的时间、不同的地方、不同的环境起着不同的作用，并相互渗透。

（1）遗传因素

智力具有先天性，也就是说，遗传因素在决定智力水平方面起着重要的作用。

（2）环境因素

环境对于孩子智力的影响也极为重要。一般来说，孩子在3岁以前其智力相差不大，但3岁以后，会发生相当大的差异。而导致差异变大的一个原因就是环境因素。

（3）营养因素

青少年的营养状况对其智力的发展有着非常重要的影响。青少年处于生长发育阶段，各方面都在快速发展，对于各种营养素的需求都比较旺盛，大脑也不例外。如果营养跟不上，就会影响脑细胞的数量以及正常功能的发挥，从而对智力造成很大的影响。

2. 饮食健脑的注意事项

（1）注意饮食结构，粗细粮合理搭配

由于生活水平的提高，精粮在饮食中占的比重越来越大。许多人在膳食上有"食不厌精，脍不厌细"的传统观念，一些杂粮、粗粮等的摄入经常被忽视。其实粗粮的营养成分往往高于细粮。所以对于正在发育的青少年来说，应尽量少吃精米细面，多食五谷杂粮，合理搭配粗细粮。

（2）不可偏食、挑食

偏食、挑食会造成人体营养结构上的失调，给大脑发育带来危害。产生挑食、偏食这一习惯的原因除自幼喂哺不当、体弱多病等多种因素外，还与目前食品加工的发展有关。市场上各种包装精美的食品琳琅满目，油炸食品、膨化食品、碳酸饮料等不断地诱惑青少年，使他们在津津有味地品尝各种零食的时候，失去了对一日三餐的兴趣，产生了偏食、排食的习惯。这对于大脑的发育和身体健康是非常不利的。

（3）多食蔬菜、水果及坚果

新鲜蔬菜、水果当中含有丰富的维生素C，不仅在维持身体健康方面有重要作用，也是提高脑部功能极为重要的营养素，所以新鲜蔬菜和水果有益于脑健康；坚果中的核桃、花生、芝麻等含有大量的不饱和脂肪酸，而充足的不饱和脂肪酸可以很好地促进脑部的发育。

（4）经常食用鱼类、蛋黄

鱼类和鸡蛋中都含有丰富的蛋白质、脂肪和矿物质。鱼类中含有多种维生素和矿物质及不饱和脂肪酸，具有良好的健脑作用。蛋黄中的脂肪和类脂质约30%～33%，其中脂肪约占62%，其成分主要由液体脂肪酸组成，易于被人体消化吸收。蛋黄中还含有钙、磷、铁等矿物质及多种维生素，都对健脑有一定的作用。蛋黄中还有一定量的胆固醇，适量的胆固醇对大脑有良好的作用。

（5）科学烹饪

食物在加工、烹调过程中，如果方法不当会造成营养素的大量流失，因此，应掌握科学的加工、烹调方法，以减少营养素的流失。如米在淘洗过程中，B族维生素最易丢失，所以应尽量减少淘米、浸米次数和时间；炒蔬菜时应先洗后切，切好后进行烹调；炒菜时应大火急炒，防止维生素C的丢失；肉类食品最好切成小块，急火快煮。

3. 益智健脑药膳方

（1）鲜奶核桃粥

【组成】粳米100克，油炸核桃仁100克，生核桃仁50克，鲜牛奶250克，白糖100克。

【做法】将生核桃仁用温水浸泡，搓去外皮。粳米淘洗干净，用冷水浸泡半小时，捞出，沥干水分。把粳米、油炸核桃仁、生核桃仁、鲜牛奶一同放入盛器内，加入适量冷水拌匀，磨成浆，再用筛罗过滤，取浆备用。取锅加入冷水、白糖，煮沸后滤净杂质，待再沸后，把核桃牛奶粳米浆慢慢调入锅内，并不断搅动成糊，用小火煮至糊熟，即可盛起食用。

【功效】促进脑循环，增强记忆力。

（2）糯米山药粥

【组成】续断、杜仲、菟丝子、桑寄生各25克，糯米100克，山药50克。

【做法】将糯米淘洗干净，煮成粥；山药洗净去皮，捣碎。将续断、杜仲、菟丝子、桑寄生一起加水煎，去渣取汁。原锅洗净，将药汁倒回，再下入糯米粥及山药共煮为粥。

【功效】维护细胞正常代谢，提高大脑的生理功能，增强记忆力。

（3）陈皮核桃粥

【组成】粳米150克，陈皮6克，核桃仁20克，冰糖10克，色拉油5克。

【做法】粳米淘洗干净，用冷水浸泡半小时，沥干水分备用。陈皮用冷水润透，切丝。核桃仁用色拉油炸香，捞起放入碗中备用。将粳米放入锅内，加入约1 500毫升冷水，置旺火上烧沸，再用小火熬煮至八成熟时，加入陈皮丝、核桃仁、冰糖搅匀，继续煮至粳米软烂，即可盛起食用。

【功效】缓解用脑过度，提高记忆力，安神益智。

（4）八宝粥

【组成】白扁豆、薏苡仁、莲子肉、核桃仁、桂圆肉、红枣各15克，糖青梅5个，糯米150克，白糖适量。

【做法】将白扁豆、薏苡仁、莲子肉、桂圆肉用温水泡发，核桃仁捣碎，红枣洗净用水泡发，糯米淘洗干净，然后将所有原料放入锅中，加水1 500毫升，用大火烧沸后转用小火熬煮成稀粥即可。

【功效】健脾益肾，补气安神。凡湿热蕴结所致脘腹胀闷、食积难化等症状者不宜食用。

（5）柏子仁粥

【组成】柏子仁10～15克，蜂蜜20毫升，粳米100克。

【做法】将柏子仁去皮壳及杂质，捣烂后与粳米同时入锅，加水1 000毫升，用大火烧沸后转用小火熬煮成稀粥，熟后调入蜂蜜。

【功效】润肠通便，养心安神。每天分2次食用，宜连用2~3天。痰湿内盛者忌食；大便溏泻者慎用。

（6）聪明八宝粥

【组成】白扁豆、薏苡仁、带心莲子肉、芡实、山药、白术、白茯苓各9克，人参2克，粳米100克，白糖适量。

【做法】将人参切片放入碗中，加水100毫升隔水炖1小时。将山药切碎，白茯苓碾成细粉。白术用纱布袋包好扎口，与芡实、带心莲子肉、白扁豆、薏苡仁一同放入锅中，加水1 000毫升煮30分钟，然后捞出白术药袋，再放入白茯苓粉、碎山药和粳米，用勺搅拌数次，用大火烧沸后转小火慢熬成稠粥，倒入人参汁，撒上白糖拌匀即可。

【功效】养心健脾，益智安神。

（7）干贝粥、

【组成】粳米100克，干贝25克，水发香菇、净鸡肉、荸荠各50克，黄酒15毫升，精盐5克，葱花、姜末各5克，胡椒粉2克，猪油25毫升。

【做法】将干贝放入碗中，加入黄酒、鸡肉，上笼蒸至熟烂取下。将水发香菇切成小丁，荸荠去皮后也切成小丁；粳米淘洗干净入锅，加入香菇丁、荸荠丁、清水1 500毫升及干贝、鸡肉，置火上熬煮成粥，放入精盐、猪油、葱花、姜末、胡椒粉，稍煮即成。

【功效】补益肝肾，健脑安神，清热解毒。

（8）黑豆红枣枸杞汤

【组成】黑豆60克，红枣12个，枸杞子10克。

【做法】将上述三种材料一同置于砂锅内，加入适量清水，文火煎煮，至黑豆酥烂即可。

【功效】益智健脑，滋养肝肾，补益心脾。

（9）红豆花生红枣粥

【组成】粳米100克，红豆50克，花生仁50克，红枣5个，白糖10克。

【做法】红豆、花生仁洗净，用冷水浸泡回软。红枣洗净，剔去枣核，粳米淘洗干净，用冷水浸泡半小时，捞出，沥干水分。锅中加入约1 500毫升冷水，放入红豆、花生仁、粳米，旺火煮沸后，放入红枣，再改用小火慢熬至粥成，以白糖调味即可。

【功效】补钙补血，健脑益智，提高记忆力。

（10）桑葚饮

【组成】鲜桑葚 1 000 克，蜂蜜 300 克。

【做法】桑葚洗净，加适量水于砂锅中煎煮，每隔 30 分钟取煎液一次，加水再煎，共取煎液 2 次。将煎液合并，再以小火煎熬浓缩，至较黏稠时，加入蜂蜜 300 克，烧沸停火，冷却后装瓶备用。

【功效】滋补肝肾，健脑益智。

（11）茉莉竹荪汤

【组成】干品竹荪 50 克，清汤 50 克，茉莉花 10 克，豌豆淀粉、精盐、味精各适量。

【做法】竹荪用水泡发，捞出后挤净水分，切成长条，再用豌豆淀粉拌匀，30 分钟后，用水冲洗干净，沥净水分备用。茉莉花洗净，另将清汤烧沸，将洗净的茉莉花投入，稍烫，捞出盛在盘中。然后下入竹荪煮透，并用精盐、味精调味，均匀地浇入小汤碗内，每个汤碗内放几朵烫过的茉莉花即可。

【功效】芳香开窍，养心益智。

（12）山药桂圆粥

【组成】鲜山药 100 克，桂圆肉、荔枝肉各 15 克，五味子 3 克，白糖 20 克，糯米 150 克。

【做法】将山药去皮后洗净，切成薄片，与桂圆肉、荔枝肉、五味子一同放入锅内，加入淘洗干净的粳米，再加适量水，用大火烧沸后转用小火熬煮成稀粥，起锅时加入白糖。

【功效】补心益肾，安神益智。

（13）远志莲子粥

【组成】远志 30 克，莲子 15 克，粳米 50 克。

【做法】将远志与莲子均碾成粉。将粳米洗净后入锅，加水 500 毫升，先用大火烧沸，再转用小火熬煮成稀粥，加入远志和莲子粉，稍煮即成。

【功效】益智安神，固肾益精，养心补脾。

（14）银鱼鸡蛋饼

【组成】新鲜银鱼 150 克，鸡蛋 3 个，黄酒、精盐、味精、姜汁、胡椒粉、麻油、葱花各适量。

【做法】将银鱼洗净后沥干，加入姜汁、黄酒、胡椒粉、精盐、味精拌匀，下热油锅炒香，盛出待冷。鸡蛋磕入碗中，搅匀成浆，加葱花搅拌，与炒好的银鱼一同下热油锅烧至蛋熟、成大饼状，淋上麻油即成。

【功效】强身健脑，聪慧益智。

（15）茯苓人参糕

【组成】白茯苓 120 克，人参 10 克，面粉 400 克，盐少许；夏季加莲子肉 30 克，其他三季加山药粉 30 克。

【做法】将白茯苓、人参、盐研作细粉，与面粉和匀，加适量水，制作糕，上笼蒸熟即成。

【功效】补脾益肾，养心益智。

二、青少年增高药膳

1. 影响身高的因素

青春期的少男少女都希望自己有较高的身材，首先我们就来了解一下影响身高的因素。

（1）遗传与身高

据研究，人体的最终身高 75% 取决于遗传因素。也就是说，在·般情况下，父母身高决定子女身高。但是，父母身高绝不是影响子女身高的唯一因素，其他外在因素对身高的影响也不容忽视。

（2）营养与身高

从某种意义上说，身高是营养物质堆砌起来的，全面、合理的营养是影响身高的重要因素，同时也是补救身高的必要条件。骨骼，尤其是下肢和脊柱，在青春期新陈代谢最旺盛，这就需要丰富的营养供给。饮食中的蛋白质，尤其是动物蛋白质和钙、磷、维生素等无机盐类食物，都有助于骨骼的充分发育，是增加身高的有利保障。

（3）睡眠与身高

生物学家研究内分泌腺分泌规律时发现，对青少年来说，睡眠与身高也有着密切的联系。身高的增长，主要取决于骨骼的不断增长，而骨骼的生长又受内分泌腺的控制。控制身高的内分泌激素主要有脑下垂体分泌的生长素、黄体化激素和性激素，其中生长激素作用最显著。生长激素的分泌有其明显的规律性，即白天分泌较少，夜晚睡眠时分泌较多。所以青少年要保证充足的睡眠，每晚至少要睡足 8 个小时。

（4）体育锻炼与身高

据调查，一年的体育锻炼就能使男孩子的身高比不锻炼的同龄者多长1～2厘米，女孩子多长2～3厘米。体育锻炼之所以能促使身体长高，一是能促进生长激素的分泌，二是能加强骨细胞的血液供应，有利于提高骺软骨的增殖能力，三是对骺软骨的增殖有良好的刺激作用。所以，青少年在紧张学习的同时，一定要进行适当的体育锻炼来增加自己的身高。

（5）精神因素与身高

研究发现，精神上受过严重创伤的孩子发育迟缓，甚至停滞。这是因为不良情绪会影响脑和内分泌系统的功能，轻者影响身体发育，重者导致各种疾病。因此，忧伤和郁闷不仅会使青少年易患各种疾病，而且影响生长发育。

2.营养增高注意事项

（1）补充足量的优质蛋白质

蛋白质是长身体的最佳"建筑材料"，一般成人每天需要蛋白质80克左右，孩子的需要量相对更大些，不仅要保证数量，还需讲究质量，应食用含氨基酸比较完全的优质蛋白，如蛋类、鱼类、瘦肉类、乳类、豆类等。

（2）补充充足的钙质

钙是组成骨的主要原料，小学生每天需要量为800毫克，中学生每天需要量为1 200毫克。若每天膳食中的钙供不应求，身高就会受到很大的影响。目前我国儿童缺钙现象比较普遍，如单从食物补钙，每天应喝两袋牛奶并同时多吃含钙食物，方能保证供给。

（3）及时补充锌元素

锌参与了多种酶的组成。体内若缺乏锌，新陈代谢受阻，有可能导致生长停滞、身材矮小。日常膳食中多吃些海味和肉类食物，可以补充较丰富的锌。

（4）维生素D不可少

维生素D与钙的吸收有密切关系。一方面，要提倡孩子多到户外活动，呼吸新鲜空气，多晒太阳；另一方面，要注意从日常膳食中获得人体所需要的维生素D。

3. 青少年增高药膳

（1）猪骨菠菜汤

【组成】鲜猪脊骨 350 克，菠菜 200 克，精盐、味精适量。

【做法】用清水洗净猪脊骨，砍碎，放入砂锅内。加入适量清水，先用大火煮沸，撇去浮沫，然后用小火煎煮 2 小时左右，再将洗净的菠菜放入汤中，再煮 10 分钟，加入精盐、味精调味即可。

【功效】补肾强筋，养血利肠。

（2）鸡肝猪腿黄芪汤

【组成】新鲜鸡肝 50 克，新鲜猪腿骨 5 克，黄芪 30 克，五味子 3 克，精盐、味精各适量。

【做法】将鸡肝洗净，切片备用。将猪腿骨打成碎片状，与黄芪、五味子一起放进砂锅内，加适量清水，先用大火煮沸后，改为小火煮一小时，滤去骨渣和药渣。将鸡肝片放进已煮好的猪骨汤内煮熟，加入适量精盐、味精调味即可。

【功效】强筋补肾，益气补肝。

（3）糖醋红曲排骨

【组成】猪排骨 500 克，红曲 5 克，植物油、白醋、料酒、精盐、白糖、大料、葱花、姜各适量，胡椒粉少许。

【做法】将排骨洗净，剁成 3 厘米见方的小块，倒入适量料酒、大料、葱花、姜、精盐、胡椒粉，拌匀腌制 20 分钟备用。油锅置于火上，将腌制好的排骨炸至五成熟后捞出，入开水锅中，漂去油质备用。炒锅置火上加适量水，投入排骨，加入糖、料酒、白醋、红曲，至烂熟时，用旺火把卤汁收干即可。

【功效】补虚益气，强筋壮骨。

（4）黄金苹果

【组成】苹果 1 个，炸蔬菜粉（可用普通面包粉、芡粉代替）适量，鸡蛋 1 个，植物油、白糖适量。

【做法】苹果去外皮、洗净，切成小块备用。鸡蛋磕入炸蔬菜粉中，打成糊，放苹果块及少许白糖搅拌，做成生苹果糊。起油锅烧至五成热，放入生苹果糊，以小火炸至金黄即可。

【功效】健脾益胃，补血益骨。

（5）蟹肉烧豆腐

【组成】海蟹2只，豆腐150克，淀粉、植物油、葱、姜、料酒、精盐、酱油各适量。

【做法】将蟹洗净，蒸熟，取出蟹肉；豆腐切成小块，葱去皮、洗净，切葱花，姜洗净，切丝备用。锅置火上，放油烧热，下葱花、姜煸炒出香味，再将豆腐倒入，用旺火快炒。再将蟹肉倒入，并加入料酒、酱油、精盐急炒，用水淀粉勾芡，烧开即成。

【功效】养筋益气，健胃消食。

（6）腐竹银芽黑木耳

【组成】腐竹150克，绿豆芽、水发黑木耳各100克，黄豆芽汤200克，花生油、香油、精盐、味精、水淀粉、姜各适量。

【做法】腐竹放在盆内，倒入开水盖严，浸泡至无硬心时捞出，切成3～4厘米长的段备用。绿豆芽择洗干净，放开水中焯一下捞出；姜洗净，切末；黑木耳择洗干净，撕成小片，入开水中焯一下捞出备用。炒锅置于火上，放油烧热，下姜末爆香，放入绿豆芽、黑木耳煸炒几下，加黄豆芽汤、精盐、味精，倒入腐竹，用小火慢烧3分钟，转大火收汁，用水淀粉勾芡，淋入香油，盛入盘内即成。

【功效】补气健骨，利水消肿。

（7）羊骨红枣糯米粥

【组成】羊胫骨2根，红枣30个，糯米150克，葱末、姜末、精盐各适量。

【做法】糯米淘洗干净，用冷水浸泡3小时，捞出，沥干水分。红枣洗净，剔除枣核，羊胫骨冲洗干净，敲成碎块。取锅，注入适量冷水，放入羊胫骨块，先用旺火煮沸，再改用小火熬煮1小时，滤去骨头，加入红枣、糯米继续熬煮至糯米熟烂。粥内下入葱末、姜末、精盐调好，再焖片刻，即可食用。

【功效】补脾养血，益气补肾，健骨固齿。

（8）牛奶蛋黄汤

【组成】鸡蛋黄100克，牛奶250克，小麦面粉50克，鸡肉片400克，猪油（炼制）75克，鸡汤、精盐、味精各适量。

【做法】小麦面粉用熟猪油炒成油面浆待用。将鸡汤煮沸，放入油面浆打散溶化，加入牛奶，将鸡蛋黄调匀后倒入汤内，加入熟鸡肉片，用精盐、味精调味后即可。

【功效】益气补虚，滋补强身。

（9）河虾炒鸡蛋

【组成】河虾 100 克，鸡蛋 2 个，植物油、葱花、精盐各适量。

【做法】河虾洗净，剖开背部，从虾尾处抽出虾线；鸡蛋在碗中打散；香葱切碎备用。炒锅加油置火上，待油烧至七成热后放入鸡蛋液快速翻炒盛出。另起锅，加油烧至五成热，放入河虾翻炒 1 分钟，放入炒熟的鸡蛋，加入精盐，撒上葱花即可。

【功效】健脾开胃，补肾益髓。

（10）猪肝鸡蛋粥

【组成】新鲜猪肝 50 克，鸡蛋 1 个，大米 100 克，食用油、精盐、味精各适量。

【做法】打开鸡蛋，蛋液搅拌均匀备用。猪肝用水清洗后，放在盐水中浸泡 60 分钟以上，沥干水分捣成泥状，用食用油炒熟备用。大米淘洗干净，在锅内加入适量水熬煮到米粒开花；将鸡蛋液倒入锅中打成蛋花，再放入热猪肝一起熬煮成粥状，加入精盐、味精，调味后即可食用。

【功效】补肝明目，强身健骨。

（11）牡蛎肉汤

【组成】新鲜牡蛎肉 100 克，生姜丝、精盐、味精各适量。

【做法】将牡蛎肉放入砂锅内，加生姜丝，加适量清水，用中火煨成浓汤，再加入精盐、味精调味即可。待温后饮汤吃牡蛎肉。

【功效】益智助长。

体育运动与健康

一、生命在于运动

体育运动在青少年的成长发育中具有十分重要的意义,既可以锻炼身体,促进发育,同时又可以缓解压力。2019年,国务院办公厅正式印发《体育强国建设纲要》,提出将"促进体育文化繁荣发展,弘扬中华体育精神"定位为五大战略目标之一,在青少年体育论述中还提出"将促进青少年提高身体素养和养成健康生活方式作为学校体育教育的重要内容,把学生体质健康水平纳入政府、教育行政部门、学校的考核体系,全面实施青少年体育活动促进计划"。 我国的青少年体育文化建设已经引起国家和社会的广泛关注,是建设体育强国的有机组成部分。

二、常见的体育锻炼

1. 田径

田径是各项运动的基础,是包括走、跑、跳跃、投掷以及由这些项目所组成的全能运动。它可以全面有效地发展人的身体素质和运动能力,增进健康。

(1)中长跑

中长跑(800米以上距离)是传统的田径运动项目,可以增强心肺功能,提高耐力水平,发展体能,磨炼意志。跑步中应掌握正确的跑步动作技术,中长跑的动作要注意向前运动的效果,身体重心不要起伏过大,尽量保持平稳,两腿、两臂动作自然放松,脚落地时要柔和并有弹性。

要掌握正确的呼吸方法，并与跑的节奏相配合。要根据自己的身体情况和跑步距离合理分配体力。若在跑步中出现腹痛，会影响跑步状态，降低锻炼效果。跑步时出现腹痛的一般原因是准备活动不充分、饭后或饮水后立即运动、呼吸节奏紊乱等，此外，还有慢性疾病或心理方面因素。跑步中腹痛的解决方法：①降低运动速度，加深呼吸，调整呼吸节奏；②用手按压疼痛部位，短时间内症状会减轻甚至消失。如果腹痛仍不减轻，应暂时停止锻炼，严重者需请医生检查治疗。预防跑步中出现腹痛的策略：做好充分准备活动，避免饭后进行剧烈运动，掌握好呼吸深度和节奏，根据个人实际情况确定运动强度。

（2）跳高

跳高可增加自信，克服对横杆和高度的畏惧，体验身体在空中的感觉，提高身体的控制能力。在跳高时，助跑要快，有节奏；起跳时要有力，迅速过渡到全脚掌起跳；手臂摆动要快而有力，配合腿的摆动带动身体向上腾起。最重要的是，要把助跑产生的水平速度通过起跳动作技术转化为带动身体向上的力量。跳跃对于发展骨骼肌力量和弹性，改善关节韧带的柔韧性，提高弹跳能力，增强骨骼肌抗弯、抗拉、抗折、抗压和抗扭转的性能，具有较高的锻炼价值，同时也有助于提高身体控制能力和空间感觉，培养青少年自信、果断和勇于挑战的意志品质。发展跳跃能力，对于青少年日常生活、工作和锻炼都有很大的益处。

2. 篮球

篮球是男生最喜欢的运动项目之一，篮球运动能够提高灵敏、协调和反应等基本身体素质，全面发展体能，同时，积极参加篮球游戏和比赛能够培养青少年团结协作的意识和集体主义精神，对青少年的身心成长均具有很好的帮助。

篮球运动在一定程度上对大脑发育有促进作用，篮球运动过程中涉及传接球、运球、投篮、抢篮板、防守等基本的技术，这些技术的完成需要篮球运动者进行四肢的协调，其中手的作用不可忽视。相关实验表明：手的运动能够促进大脑的快速发育；除了促进大脑发育，适量的篮球运动对大脑疲劳的缓解有着积极作用，能够帮助篮球运动者有效提高大脑的工作效率；篮球有利于思维能力的拓展，在篮球运动中，合理正确的攻防战术是赢得比赛的关键，运动者在比赛过程中对同队以及对方队员的动作进行观察，根据实际情况做出判断，做出正确反应；篮球运动中还有利于注意力、观察力的提高，在篮球运动中，运动者需要时刻注意篮球的转移与位置，并观察对方与同队队员的行为变化，对这些变化做综合分析，并快速做出判断，采取合理的应对措施。篮球动作的快速转化，首先来自正确的观察和判断，观察和判断过程就是思维的过程。青少年经常进行篮球运动，随着技战术不断强化和熟练，思维会变得越来越敏捷和发达。

3. 排球

排球也是青少年喜欢的运动项目，青少年通过排球发展跳跃和空间感知能力，能增强身体素质。青少年在比赛或游戏中，不仅能提高基本技术运用能力，还与队员默契配合，体验排球运动的乐趣，培养顽强拼搏、团结协作的精神。

4. 乒乓球

乒乓球被誉为我国的国球，受到各个年龄段的人的喜爱，尤其是青少年。乒乓球运动攻防速度快、变化多、技巧性强，运动强度较大，对动作的精细程度要求较高。长期参加乒乓球运动，可以提高神经系统的反应能力，增强灵敏和协调性，改善心肺功能，全面提高身体素质。青少年在乒乓球游戏中能够体验乐趣，培养乐观向上、积极进取的精神。

5. 单杠

单杠是人类在长期的生活、劳动中，为提高攀爬等能力而发展起来的一项运动。单杠动作能够有效地发展青少年肩带、上肢及腰背肌力量，健美体形，提高身体在倒置等状态下的自我控制能力，对培养青少年勇敢、顽强和积极向上的精神，提高自我保护的能力，增强自信心具有一定作用。

6. 健美操

健美操融合体操、舞蹈、音乐为一体，以有氧练习为基础，既是健身美体、陶冶情操、休闲娱乐的健身方式，也是竞技运动的一个项目。健美操颇受女生喜爱。学习健美操成套动作要把握好每一个基本步伐以及动作节奏、力度和移动的方向、路线等几个要素，才能展现出健美操的力量和美感，使身心愉悦。健美操可以有效地增强体质，提高力量、柔韧、协调、灵敏等身体素质，塑造健美的身姿，增强律动感，对培养青少年大方、向上、自信的心理素质具有很好的作用。

7. 羽毛球

羽毛球运动适合于男女老幼，运动量可根据个人年龄、体质、运动水平和场地环境的特点而定。青少年可将其作为促进生长发育、提高身体机能的有效手段进行锻炼，运动量宜为中强度，活动时间以 40 ~ 50 分钟为宜。适量的羽毛球运动能促进青少年增长身高，培养青少年自信、勇敢、果断等优良的心理素质；还能有效地增强颈肩部位的肌肉力量，调整和改善颈椎生理曲度，加强颈椎稳定性，减少对神经和血管的压迫，有效地缓解颈椎病的各种不适症状。青少年处于生长发育的关键期，平时学习压力大，颈椎的劳损较大，参加羽毛球活动，可以改善青少年颈部血液循环，缓解颈部不适。

8. 太极拳

太极拳，是以中国传统太极、阴阳五行、辨证论治理论为核心思想，结合易学的阴阳五行之变化、中医经络学、古代的导引术和吐纳术形成的一种内外兼修、柔和、缓慢、轻灵、刚柔相济的中国传统拳术，是表述中华太极文化的标志性文化符号，是武术的主要拳种之一。用身体语言传播太极和谐思想，也是中华民族独特思维方式的凝结。太极拳作为中国优秀传统文化中靓丽的符号之一，博大精深，内涵深刻，源远流长，其在技击上别具一格，特点鲜明，它要求以静制动，以柔克刚，避实就虚，借力发力。太极拳是所有武术项目之中传播最广的项目之一，目前在青少年中推广的是"24 式太极拳"。太极拳对青少年成长具有非常好的促进作用。

（1）缓解青少年身心压力

青少年因为学习压力较大，久坐少运动，青春期面对身体及心理的成长发育变化，情绪起伏较大，太极拳相对比较柔和，既可以缓解他们紧张的情绪，释放压力，同时又可以缓解久坐的肌肉酸胀。

（2）有助于青少年静心修身

学生在青春期不能很好地控制自己的情绪，脾气急躁易怒，练习太极拳可以戒骄戒躁。太极拳有助于学生修身养性，增加脑部记忆力。

（3）有助于学生集中注意力，提高自控能力

多练习太极拳，身体动作和姿势做得规范，才能做到意动身随，有利于肢体灵活地表现出端正、疏松、力达点位和轻灵等特点，有利于精神

内守和动中求静，使学生集中注意力。不断地进行太极拳运动，使青少年能够静心，提高自控能力。练习太极拳既可以锻炼身体，又可以培养沉着、坚毅、耐久的品质。

青少年阶段的生长发育十分重要，太极拳的学习有利于青少年全面素质的提高，对其悟性、耐性、柔韧性都有一定的作用，在记忆动作的同时提高记忆力。太极拳通过连绵不断的运动动作，把人的生理健康、心理健康、人生哲学连在一起，相互作用，在学生形成世界观、人生观、价值观时，予以积极的导向，能够为以后的工作和生活打下坚实的基础。

9. 八段锦

八段锦是中国传统的导引术之一，与太极拳相似，其整体动作较为缓慢，在功法的联系中更加注重动作与精神相结合，做到聚精会神。它能够帮助青少年舒展身体，规范身体形态，并提升心肺功能，有利于青少年的全面健康成长。同时，青少年通过练习八段锦，也能够传承中国传统文化。

八段锦整体动作柔和平缓，练习时应先调整心态，保持平和放松。八段锦能够起到锻炼作用。每一个动作都比较轻柔，练习节奏比较适合青少年的身心发展，在练习过后青少年也不会出现特别疲惫的感觉，且青少年在练习过程中出现运动伤害的概率较小，一定程度上避免了运动损伤。八段锦对青少年成长发育也起到了非常好的促进作用。

（1）提高青少年身体的代谢效率

代谢过程是维持身体正常机能的最重要环节，人体所需的能量都是通过代谢运动而产生的，代谢过程产生的废物也需要被及时排出，所以说代谢是非常关键的。青少年应该具备相对旺盛的代谢速率，通过一些体育运动或其他活动能逐渐提高代谢速率，并加快体内废物的排出。八段锦功法能够对青少年的代谢过程进行一定的调节，通过对青少年呼吸方式的调节能进一步加强代谢过程。由于八段锦功法的动作松紧结合，对身体机能的调节过程比较缓慢且有一定的持续性，青少年能够在长期练习八段锦的过程中体会到身体代谢的变化，对代谢过程起到了一定的促进作用。

（2）规范青少年的身体形态

身体形态是衡量青少年生长发育的一个重要指标。随着年龄的增长，青少年的骨骼发育会变得越来越快，许多青少年选择通过一些体育运动来促进骨骼的增长速度，并促进身体对钙质的吸收。但在骨骼发育过程中，有一部分青少年不注意对自己的脊柱和骨骼进行保护，从而出现脊柱变形等情况，不利于青少年的形体发展。八段锦的动作比较轻柔，而且许多动作都具有较强的伸展性，因此八段锦功法可以帮助青少年进行肌肉的伸展和骨骼的锻炼，使青少年的身体形态得到规范。

（3）缓解青少年的身体疲劳

青少年大多处于学习任务相对较重的阶段，没有足够的时间去参加适当的体育锻炼，过大的学习压力也很容易使青少年感到一定的疲劳，不利于青少年进行身体机能的调节。八段锦功法练习时间比较短，而且青少年容易在练习过程中产生一定的学习兴趣，因此青少年能够通过练习八段锦功法逐渐调整自己的精神状态。另外，八段锦功法动作比较轻柔缓慢，紧张和松弛程度也是有一定的变换的，所以青少年能够在练习的过程中实现精神上的放松，从而在学习上能够投入更多的精力，进一步加强对学习和生活的调节能力，在一定程度上缓解身体疲劳。

（4）青少年的心肺功能

心肺功能是衡量青少年健康的一个重要指标。八段锦功法通过在训练中对呼吸的要求，能够实现心肺功能的锻炼。八段锦的许多动作都对气息有着相对较高的要求，青少年能够学会在练习功法的过程中实现对气息的控制和调节，进而实现对心肺功能的调节。同时能加快血液循环，并在一定程度上促进青少年的肌肉伸展。

体育运动在"女子二七"与"男子二八"阶段非常重要，本阶段正处在青少年身体与心理快速成长发育时期，青少年开始面临学习和生活上的压力，体育运动不仅可以促进青少年的身体成长，还可以缓解心理压力，培养其乐观向上的意志力。青少年根据自身实际情况选择适合自己的运动项目并长期坚持，能够促进健康成长。

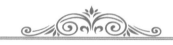

青少年推拿调护

青少年常用保健法

一、肚脐保健法

脐，中医穴位又称"神阙"。它与人体十二经脉相连、五脏六腑相通，中医认为，肚脐是心肾交通的"门户"，常被养生家誉为保健养生"要塞"。《厘正按摩要术》中说："人身之有脐犹天之有北辰也，故曰天枢，又曰神阙，是神气之穴，为保生之根。"又说"脐通五脏，真神往来之门也，故曰神阙。"神阙，又名气舍、维会，为任脉所生，系连胞宫，而任脉与督脉、冲脉同出胞中，为一源三歧，具有总领诸气血的作用。神阙穴位于任脉，而任脉为阴脉之海，与督脉相表里，共同管理人体诸经百脉，因此脐与诸经百脉相通。根据阴阳互根原理，有从阴以补阳之功，且该穴联系命门，为先天之本源，生命之根蒂。

1. 揉按肚脐

（1）常用按摩法

①取仰卧位，用中指轻揉肚脐 3 分钟。

②四指并拢，用四指指腹在脐周环状按摩 3 分钟。

③小鱼际横擦 2 分钟。

（2）保脐法

沐浴后用消毒棉球蘸取 95% 酒精，贴敷于脐部约 5 ～ 10 分钟，再用柔和的干毛巾吸干后，用爽身粉擦于脐部。

注意事项：按摩法运用于脐部时，手法宜轻柔；应修剪好指甲，以免戳破脐部皮肤；如有脐部感染，不宜按摩，可用双氧水清洗后，外涂碘酒。

2. 艾灸肚脐

将艾条一端点燃，在距离肚脐上 3 ~ 4 厘米左右的高度进行熏烤，施灸部位呈现温热舒适感时，固定不动，连续灸 20 ~ 30 分钟，以局部出现温热潮红为度。不论何种慢性病，灸神阙穴可助元气。具有温阳固脱、补中理气之功效。《医学入门》中说："药之不及，针之不到，必须灸之。"现代医学表明，灸此穴可以提高自然杀伤细胞的活性，从而达到抗病强身保健的作用。

3. 中药敷脐

（1）治疗风寒感冒

白芥子 3 克，研成细末，将药粉放入脐内，暖水袋隔布外熨脐部，以汗出为度。经常感冒的青少年，用白芥子粉装袋后敷脐，坚持一段时间可以提高抵抗力，减少感冒的发生。

（2）治疗青少年腹泻、消化不良、腹痛

胡椒适量，加白芷少许，共研为细末，置脐内，以装满脐眼为度，用胶布封脐。以手掌按脐部 2 ~ 5 分钟。每日 1 换。

（3）治疗五更泻

可选用补骨脂、附子、肉豆蔻、五味子等药材混合，研成细末，用醋调成糊状，敷于脐孔，连用 7 日为 1 个疗程，可重复 2 ~ 3 个疗程。

（4）治疗呃逆

选用橘皮、半夏、丁香等，研成细末后用生姜汁调成糊状敷于脐孔，连用 2 ~ 7 天。

（5）治疗脾胃虚寒型胃痛

可选用胡椒、干姜、香附等，用黄酒调成糊状，连用 2 ~ 7 天。

（6）治疗高血压

吴茱萸、川芎各等份，碎成细末，先用 75% 酒精棉球消毒，将药粉 5 ~ 10 克放入肚脐中，外以麝香壮骨膏固封。3 天换药 1 次，1 个月为 1 个疗程。

中药敷脐注意事项：

①青少年大多不愿服药，害怕打针，而青少年肌肤柔嫩，敷脐疗法作用迅速，无损伤，因此在儿科及理疗科室应用广泛。中药敷脐治疗操作很简单，清洗肚脐后平卧，取配制好的药末适量，用生姜汁或黄酒、蜂蜜、

醋调成糊状,纳入脐孔,用纱布覆盖,透气胶布固定。一般保留 6 ~ 12 小时。

②皮肤敏感者可缩短时间,皮肤耐受性好的人可适当延长,但最好不超过 24 小时,一般可连用 2 ~ 7 天。急性病变、体内有湿热、肚脐有炎症或皮肤严重过敏的人不宜使用这种方法治疗。另外,空腹或餐后也不宜马上实施中药敷脐。

4. 肚脐拔罐

选大号火罐一个,应用闪火法,将火罐拔在肚脐上,15 ~ 20 分钟取罐。肚脐拔罐可治疗哮喘、痢疾、久泻、荨麻疹、过敏性鼻炎等。应用肚脐拔罐时再配以足三里、膻中、大椎拔罐,每天或隔天 1 次,每次 20 分钟,可增强机体免疫功能,增加食欲,消除疲劳。

5. 气聚神阙

站、坐、卧位均可,全身放松,双手掌重叠覆盖于肚脐之上,用腹式呼吸法,鼻吸气时腹部慢慢鼓起,意想自然界高能物质进入肚脐,聚集在此处;口呼气时腹部下陷,意想高能物质向全身扩散。一呼一吸为 1 次,练习 24 次。长期坚持可温阳驱寒,消食导滞。

二、眼保健法

眼保健推拿,可振奋视神经中枢,加强对眼的调控,通过眼周的经穴刺激,可疏通经络,调和气血,加强眼肌的调节机能,改善眼部神经的营养。

中医对近视的记载历史悠久,早在两千多年前《史记》中就有"望如是羊"的视远模糊的记载。古代医籍早有对近视的认识,称其为目不能远视,又名能近怯远症,至《目经大成》始称近视。近视的病机为目失所养致使玄府受损而神光不能发越于远处,视近清晰、视远模糊是本病的症状表现。眼睛是人体的重要器官,保护视力对生活起居、工作学习、保持充沛的精力有密切的关系,为了保护视力、预防近视,必须从小养成保护眼睛的好习惯。

1. 眼保健方法

（1）处方

揉攒竹、丝竹空,闭目揉捏睛明,按揉鱼腰,点揉四白,揉太阳,推坎宫,刮眼眶,揉风池,各 50 次。

（2）穴位位置

①丝竹空

位于人体的面部，眉梢凹陷处，也就是眉尾结束点的凹陷处。

②攒竹

在面部，当眉头陷中，眶上切迹处。简易取穴：在眉毛内侧端凹下处即是攒竹穴，按压有酸胀感。

③睛明

位于面部，目内眦角稍上方凹陷处，鼻梁旁与内眼角的中点凹陷处即是睛明穴。

④鱼腰

位于额部，瞳孔直上，眉毛中。

⑤太阳

两侧眉梢和目外眦之间向后约1寸处的凹陷。

⑥四白

目正视，瞳孔直下，眶下孔凹陷处。

⑦坎宫

自眉头起向眉梢的横线上。

⑧风池

项部，当枕骨之下，与风府穴相平，胸锁乳突肌与斜方肌上端之间的凹陷处。

（3）推拿操作

①揉攒竹、丝竹空、鱼腰、四白、太阳穴时，要用双手食指面，同时按压左右两侧穴位，找出酸胀感最显著的一点，做灵活的揉动。

②揉睛明穴时，双眼闭合，用一只手的拇指、食指，相对用力捏揉左右两睛明穴，刮眼眶，左右拇指分别按住太阳穴，四指蜷起，以食指第2节内侧面刮眼眶一圈，先上后下，上眼眶从眉头刮到眉梢，下眼眶从内眼角刮到外眼角。

③揉风池穴时，用两手拇指面同时按压两风池穴，产生酸胀感后再揉之。按摩时手法要正确，用力要均匀、持久、柔和，使酸胀感渗透到穴位深处，才能获得最佳效果。

④推坎宫时，用拇指指腹自眉心向眉梢分向推动，力度由轻至重，以眉心微微发红为度。

⑤取仰卧位，先用拇指、食指置于两眉间印堂穴处，将该处的皮肤轻揉提捏 5 ～ 10 次，再揉睛明、攒竹、鱼腰、四白、丝竹空、太阳各 1 分钟，以酸胀得气为主。

⑥用两拇指指腹从眉头沿眉弓眼眶推 3 ～ 5 遍。

⑦两掌心搓热后反复趁热轻压于眼球上，慢慢向下压，按压 3 ～ 5 次。

⑧仰卧位或侧卧位推颈后三线，再推肩胛骨。

操作前让青少年先适当休息 5 ～ 10 分钟，操作后让青少年眺望远处绿色植物。

（4）保健作用

①揉攒竹、丝竹空

降浊除湿，明目止痛，主治青少年目眩、目赤肿痛、眼睑跳动、视物不清等眼部疾病。

②揉捏睛明

泻热明目，祛风通络，主治青少年目赤肿痛、迎风流泪、青盲、夜盲、色盲、近视、慢性结膜炎、泪囊炎、角膜炎等症。

③按揉鱼腰

安神镇惊，疏风通络，主治青少年目赤肿痛、眼睑跳动、眼睑下垂、近视、急性结膜炎、眉棱骨痛等病症。

④揉太阳

宁神醒脑，祛风止痛，主治青少年眼睛疲劳、目赤肿痛等病症。

⑤点揉四白

祛风明目，通经活络，主治青少年目赤肿痛、口眼歪斜、青光眼、夜盲等眼部病症。

⑥推坎宫

疏风解表，清热止痛，醒脑明目。主治青少年目赤肿痛、弱视、斜视等眼部病症。

（5）保健范围

弱视、近视、远视等各种眼疾，长时间看书、看电视造成视力减退者。

2.近视眼保健推拿方法

（1）处方

揉天应穴（攒竹下 3 分，目眶内骨膜间）、攒竹、睛明、鱼腰、丝竹空、四白、太阳，共 10 分钟。

（2）作用

滋阴养目，舒筋活血。

（3）注意事项

①按摩时手法要正确，用力应均匀、持久、柔和，使酸胀感渗透到穴位深处，才能获得最佳效果。

②治疗完毕，令青少年闭目静卧 10 分钟，以提高疗效，每天睡前自己推拿，揉二马 20 分钟，平肝 5 分钟。并认真规范做眼保健操，做操时注意力集中，闭眼，认真、正确地按揉穴位，以感觉到酸胀为度。

三、耳保健法

"肾主骨，开窍于耳"，耳与人体的肾气有密切联系。正确地进行耳部保健推拿，一方面有利于保护和提高听力，另一方面还可以调节肾气，促进发育。

1. 青少年耳朵的保健

（1）不要往耳朵里塞东西

很多孩子经常都会将细小物件塞入自己的耳朵中，当遇到这些情况时，父母应立即带小孩去看医生。父母应教导孩子不要乱塞东西入耳，亦不可试图自行替孩子挖出异物，以免引起外耳道炎或鼓膜穿孔。

（2）耳朵的清洁

耳垢是一种天然保护外耳道的分泌物，无须特别清理，只要清洗耳郭便可。不要以为棉花棒是较佳的洁耳工具，其实这只会将大部分耳垢推得更深，如耳垢进入耳孔，极易形成崁塞，而棉花球也可能遗留在耳道内。洗头或沐浴时可用棉花球塞耳，防止污水流入耳道。

（3）噪音环境下如何保护耳朵

当人在每周超过 40 小时及处于 85 ~ 90 分贝的环境下而又没有做保护措施，或暴露于突然爆发极大响声的情况下，都会毁坏耳蜗的精密细胞，造成声震损伤。为避免噪声损伤耳朵，我们可掩耳或戴上特制的耳朵保护器。

（4）耳朵的治疗

既然耳朵是一个重要的器官，在下列情况下，我们应尽早找医生治疗。例如：流脓或出血、因异物入耳而感疼痛、长期耳痛不止、突然丧失听觉、耳鸣及头晕。当察觉耳朵有毛病时，应该去看医生，切勿自行购买耳药水滴在患处，以免因药物应用不当而令病情更趋恶化。

（5）青少年期如何预防耳聋

感染性耳聋是常见病、多发病，其中以分泌性中耳炎导致的传导性耳聋及由于腮腺炎、高热等疾病导致的感音神经性耳聋最为常见。耳聋早期多不易被发现，特别是感染期经常使用氨基甙类抗生素进行治疗更容易发生耳聋。所以，预防感染、科学用药是重要的防聋措施。

2. 青少年耳朵常出现的疾病

（1）外耳道疖

发生于外耳道软骨部，为软骨部皮肤的皮囊或皮脂腺因葡萄球菌等细菌感染的结果，挖伤是最常见的原因之一。临床表现以剧烈耳痛为主，可放射至同侧头部，在张口咀嚼、打呵欠时疼痛加重。本病主要因为下颌关节运动时，外耳软骨部受压所致。检查外耳道时，可看到耳朵内有突起的小疖，初起红肿，触之较硬，触痛明显，按压耳屏或牵拉耳郭时疼痛加剧，有时可引起耳前或耳后淋巴结肿胀。

（2）外耳道耵聍栓塞

主要是外耳道内充满耵聍，可使听力减退，压迫鼓膜可引起耳鸣、眩晕，刺激外耳道后壁的迷走神经耳支，可引起反射性咳嗽。耵聍遇水膨胀时可致突发性耳聋，刺激外耳道皮肤并可诱发炎症，从而引起外耳道疼痛、糜烂，甚至流脓。

（3）急性中耳炎

急性上呼吸道炎症及咽部淋巴组织的急性炎症等，皆可引起耳咽管口及软骨段黏膜发生充血、肿胀而致阻塞，炎症甚至可延及骨段或鼓室黏膜。主要症状是发热、耳痛、听力减退等。

（4）弥漫性外耳道炎

原因是耳内水液未清除干净，使皮肤受浸渍，因肿胀、破裂而导致感染。如炎症累及鼓膜，则听力下降，并有耳鸣、耳道红肿，有黏稠渗出物，耳周淋巴结肿大且有压痛感。

（5）急性鼓膜炎

多为外耳道急性感染蔓延波及鼓膜，或因异物、腐蚀性物质或强烈药物损伤刺激鼓膜所引起。其临床表现有耳部剧痛，有时体温微升，有轻度听力障碍，并伴有耳鸣。检查时鼓膜边缘及锤骨柄充血，呈红色或淡红色，一般鼓膜上部较明显。继而可见上皮增生、脱落。

3. 特殊手法及位置

（1）鸣天鼓

双掌先将耳朵摁实，食、中指在后枕部即枕骨附近弹打，弹打数次以后将两掌张开，此时耳朵有负压，会"嗡"的响一声。

（2）双凤展翅

医者以双手食、中二指，固定左腕部，同时以两拇指分别掐揉患者精宁、威灵二穴，同时在腕关节上下摆动如凤凰展翅之状。

（3）猿猴摘果

用两手食指、中指二指夹住两耳尖向上提 10 ~ 20 次，再捏两耳垂向下 10 ~ 20 次。

（4）耳门

位于面部，当耳屏上切迹的前方，下颌骨髁突后缘，张口有凹陷处。

（5）听宫

位于面部，耳屏正中与下颌骨髁突之间的凹陷中。

（6）听会

位于面部，当耳屏间切迹的前方，下颌骨髁突的后缘，张口有凹陷处。

（7）翳风

位于颈部，耳垂后方，乳突下端前方凹陷中。

4. 操作方法

先揉搓耳郭，以耳郭发热为度，力度适中，再捏拉耳垂 10 ~ 20 次；鸣天鼓 30 ~ 40 次；按揉耳门、听宫、听会、翳风、耳后高骨等穴各 30 秒，揉搓耳根前后 10 ~ 20 次，以局部皮肤发热为度；操作双凤展翅 10 ~ 20 次，猿猴摘果 5 ~ 10 次。

5. 注意事项

鸣天鼓时，力度适度，不可过大，以免引起局部不适；行搓擦手法时，不宜过度用力，以免损伤青少年皮肤。

6. 保护耳朵注意事项

（1）户外活动学会护耳

青少年进行户外活动时，一要防晒防冻防风，二要防范外力与碰撞。具体防护措施要根据天气和环境的情况来决定，如太阳光线很强，不妨戴一顶遮挡耳部的遮阳帽，或在耳部涂抹少许的防晒霜，等等。

（2）注意睡觉姿势

孩子侧卧时，莫让耳郭扭卷受压。

（3）正确擤鼻涕

若伤风或患有鼻炎，千万别捏着鼻子两侧一起擤，否则压力太大，带菌的鼻涕会乘机通过耳咽管潜入中耳，诱发炎症。正确的做法是用干净手帕或餐巾纸轻轻地揩去鼻涕等分泌物。正确擤鼻涕的方法：交替用手将左右鼻翼压向鼻中隔，以擤出对侧鼻子里的鼻涕。

（4）防病

一些疾病可影响耳的健康。感冒就是引起中耳炎的罪魁（75%的中耳炎系感冒作祟），故防止中耳炎的最好办法莫过于预防感冒。其次，麻疹、腮腺炎、风疹等急性传染病也是中耳炎的导火线，应该按时接种疫苗，防止这几种传染病上身。

（5）不要让水流入耳道内

洗澡或游泳时，若耳内灌了水，应及时用棉签或棉球蘸出耳内的污水。

四、鼻保健法

鼻，古称明堂、面王，位于脸的正中央，是肺的外窍，气体进出的重要门户。《黄帝内经》指出："肺气通于鼻。"肺气升降调和，能使鼻窍通畅，嗅觉灵敏。鼻还与脾胃、胆等脏腑有着一定的关系。从生理结构上讲，鼻外与自然界相通，内与很多重要器官相连接。鼻腔上部与颅脑相近，在下鼻道内有鼻泪管与眼睛相通，后鼻孔的鼻咽部与咽喉相接，气管与食道在此分道，中耳与两边耳咽管相连。因此，鼻的很多疾病常影响相邻器官的健康。从鼻的作用来看，鼻是呼吸道的起始部分，是气体进出的门户，既是人体进行新陈代谢的重要器官之一，又是防止致病微生物、灰尘等侵入的第一道防线。鼻腔内有鼻毛，又有黏膜，故鼻内常有很多细菌、脏物，有时会成为播散细菌的来源。因此，鼻的保健十分重要，应从多方面着手。"肺开窍于鼻"，外感疾病在引起肺部症状之前，首先出现鼻塞或鼻流浊涕等临床表现。

推擦鼻梁，又称灌溉中岳（中岳指鼻）。用右手食指指面放在鼻尖处，以顺时针和逆时针方向交替揉动，由鼻尖向鼻根，再由鼻根往鼻尖揉，上下来回揉动，约20至30次。用手指或弯曲拇指的指节背部揩擦鼻旁两侧，自迎香至鼻根部，再按揉上迎香。适合鼻塞、过敏性鼻炎患者，在症状还未明显发作之前，每天持之以恒，做10～20次，可以缓减病症。鼻梁骨折、损伤，暂不宜使用。

《杂病源流犀烛·鼻病源流》引《养性书》："常以手中指于鼻梁两边，楷二三十遍，令表里俱热。所谓灌溉中岳，以润于肺也。"手足阳明大肠经、胃经、手太阳小肠经等皆经过鼻，按摩可促进经络的气血运行，阴阳调和，有防治感冒、鼻病的作用。现代医学的观点认为，鼻道不通畅往往因血管收缩，鼻内分泌物太多，因此，加速血液循环、清除鼻内异物都可以减轻鼻塞症状。

1. 处方

开天门24次，按揉迎香、睛明、巨髎、上星、印堂各半分钟，擦鼻梁5～10遍，揉风池穴30次，摩囟门5分钟。

2. 特殊手法

（1）开天门

术者站于患者右侧。根据患者症状、年龄及耐受性，选用适宜的手法和刺激强度进行按摩。术者以两手拇指指腹置于患者两眉之间的印堂穴，自印堂穴向上直抹到前发际处的神庭穴止。

（2）黄蜂入洞

以一手轻扶患者头部，使患者头部相对固定，另一手食指、中指的指端着力，紧贴在患者两鼻孔下缘处或鼻翼根部，以腕关节为主动，带动着力部分作反复揉动，共50～100次。

3. 特殊穴位位置

（1）迎香穴

在鼻翼外缘中点旁开，当鼻唇沟中。

（2）巨髎穴

位于面部，瞳孔直下，平鼻翼下缘处，当鼻唇沟外侧。

（3）上星穴

前发际正中直上1寸。

（4）印堂穴

两眉头间连线与前正中线之交点处。

4．推拿操作

先行起式，推开天门24次，用拇指自鼻尖素髎穴起，向上沿鼻梁至眉间印堂穴反复推5～10遍。

行黄蜂入洞20～30次，再擦鼻旁沟，以局部发热为度，然后按揉迎香、印堂、巨髎、上星各半分钟，以两手食指面分别按揉左右迎香穴；擦鼻梁，以两手拇指背按鼻两侧，由迎香向上推至鼻根，往返按摩至局部发热，揉风池的操作同眼保健法。

（1）擦鼻根

鼻根又名下极，俗称鼻梁、山根。操作此法时，如果有戴眼镜的人，先将眼镜拿下，让鼻根放松5秒，用拇指与食指轻轻捏起鼻根，会觉得鼻根有些酸胀，是很正常的，因为鼻根长时间被眼镜压迫，血循不畅。再用食指快速来回擦鼻根，约20次，使鼻根略红即可停止。此法适合戴眼镜族群。

两目之间，鼻柱之上凹陷，足阳明胃经之所起。中医认为，皮部表面经络气血进行阴阳调和。中医理论认为，山根与五脏六腑的关系可以反映心的状况，心主神明，有时候白天思虑太过，晚上却睡不着失眠的时候，按擦山根处，可以帮助入眠。

（2）拿鼻翼

用拇指与食指，同时放在鼻翼两侧，轻轻拿起鼻翼然后放下，动作反复约20~50次。适合鼻部疾病且症状不严重者，或偶尔感到鼻塞或是鼻翼两侧上有毛细血管扩张，或脾胃功能较差，或食用较凉食物，如吃西瓜之后，容易腹泻的人。鼻梁骨折、损伤，暂不宜使用。

鼻孔之上称方上，现称鼻翼，中医理论认为，鼻翼与五脏六腑的关系可以反映胃肠道的状况，通过按摩此处，使气血运行通畅，以调整脾胃功能。

（3）捏鼻孔

捏鼻孔，又可称俯按山源（山源指鼻中隔部）。用食指放在鼻孔内，食指与拇指一起捏鼻孔，一捏一放，用力均匀，每分钟约60次，至鼻有酸胀感为止。用食指、中指分别深入两鼻孔，挟住鼻中隔轻轻揉捏。此法对过敏性鼻炎、鼻塞有不错的效果。鼻梁骨折、损伤，暂不宜使用。

正常都是用鼻呼吸空气，空气中的灰尘与细小的微生物被鼻毛阻隔在鼻腔中，容易造成鼻腔有异物，每天捏鼻孔前，先将鼻内异物清除，再捏鼻中隔，促进鼻内血液循环，呼吸充足的空气，使我们身体获得需要的氧气，维持生理代谢。

（4）揉按迎香

迎香在鼻翼外缘中点旁，在鼻唇沟中取迎香。用手指尖按压迎香，一边按一边振动，达到酸胀感为止。每次约 5 ~ 10 分钟。对鼻塞不闻香臭、面部浮肿、有邪风引起抽动、面痒状如虫行的人，此穴位有不错效果。

迎香穴是手阳明大肠经、足阳明胃经交会处，就解剖位置来看，在提上唇肌处布有上颌神经的眶下神经分支，面神经颊支，面动、静脉的分支。按摩刺激迎香穴，可使面部与鼻子周围经络畅通及气血流畅，使鼻部的气行血亦行，中医认为气血不通，疾病随之而来，养生就是要防患未然，加以保养，维持健康的体魄，正所谓正气存于内，邪不可干也。

（5）按揉掐人中

水沟穴又叫人中穴，在人中沟的上 1/3 与中 1/3 交界处。用一指尖轻掐人中穴以顺时针方向揉转 20 ~ 30 次，再以逆时针方向揉转 20 ~ 30 次，然后再用指腹点按 10 次。平时用于保健时，力道宜轻，不宜过重；如果应用在突然神昏的人，手法要重，赶紧送医，不要耽误治疗的黄金期。

精神萎靡不振、嗜睡、面部有不自主抽动者，平时可按揉此处，有助于缓减症状，提神效果不错。兔唇患者在做修补手术过程或此处皮肤受损，不适宜按人中。

水沟为督脉，手足阳明之会，功用在于镇痉熄风、开窍醒脑。现代解剖所在位置为口轮匝肌，布有眶下神经的分支和上唇动、静脉。

（6）抹全鼻

鼻与外界直接相通，增强鼻对外界的适应力，才能增强其防御功能。所谓抹全鼻即与浴鼻锻炼有相似功用，浴鼻锻炼就是用冷水浴鼻和冷空气浴鼻，长期坚持可有效地改善鼻黏膜的血液循环，增强鼻对天气变化的适应能力，能很好地预防感冒和呼吸道其他疾患。

具体操作方法是：两手食指或用右手拇指、食指指面分别放在鼻两侧搓擦，从目内眦（睛明穴）下、鼻根、鼻梁、鼻翼至鼻下孔旁（迎香穴），用力均匀，上下搓擦 100 次。适合易罹患感冒或是鼻塞者、呼吸系统疾病患者，坚持天天抹全鼻，能增强身体免疫功能，减小患病概率。鼻梁骨折、损伤，暂不宜使用。

经常擦鼻两侧可使鼻腔血流通畅，温度增高，从而可使吸进的空气变温，使肺脏部少受冷空气的刺激，免除咳嗽，预防感冒。还可促进局部气血流通，使鼻部皮肤津润光泽、润肺。

5. 常见病

①过敏性鼻炎

出现类似感冒的症状，常在早晨发作，一过性短暂流涕、打喷嚏或者咳嗽。

治法：汗法，可增强鼻黏膜的适应能力。

处方：拿风池、拿肩井，推上三关等，或艾灸双肺俞 30 分钟左右。

②肥大性鼻炎

鼻塞严重，鼻部通气困难，常常张口呼吸，因张口呼吸而刺激咽喉出现咳嗽。检查发现鼻甲肥大，充血肿胀非常明显，也包括鼻中隔偏歪。鼻部胀痛，症状长期存在。

治法：清热消炎与化痰法可消除肥大肿胀。

处方：热重用清法，如清天河水、平肝清肺、揉板门或鱼际穴等；鼻涕多用化痰法，如运内八卦、四横纹、清补脾、揉天突等。

③鼻窦炎

长期鼻流浊涕或黄涕黏稠、腥臭，头昏脑涨，头痛。

治法：清热排脓。

处方：平肝清肺，清天河水，搓摩胁肋、揉太冲等。

④萎缩性鼻炎或鼻窦炎后期

鼻干燥、鼻痒，嗅觉减退，头昏记忆力差，注意力不集中。

治法：滋阴法恢复黏膜功能，活血法缓解干痒症状。

处方：补法有清天河水配二人上马、清补脾等；活血法为纵擦脊柱和横擦头颈之交的风池与风府，擦热为度。

6. 保健作用

通经络，活气血，开窍逐邪，疗鼻疾，防感冒。

7. 保健范围

各种鼻炎、鼻出血、感冒预防等。

青少年常用强健法

青少年的健康问题十分重要，直接影响家人的健康。青少年常见病在一年四季尤以秋冬季节高发。《黄帝内经》记载"不治已病治未病"。青少年保健推拿法对疾病的预防有着较好的效果。

一、健脾胃法

中医认为脾胃为后天之本，气血生化之源。青少年生长发育所需要的一切营养物质，均需脾胃生化。青少年推拿可以健强脾胃，增强食欲，调理血气，提高青少年的身体素质，促进青少年的生长发育。

具体操作：孩子取坐位，固定其左手，补脾经（拇指末节螺纹面旋推）500 次，运内八卦（家长大拇指指腹以孩子掌心为圆心，从圆心至中指根横纹约 2/3 处为半径所作圆）300 次，掐揉四横纹（分别位于食指、中指、无名指、小指掌指关节屈侧的横纹处）3 ~ 5 分钟，掐揉足三里（髌骨下缘下 3 寸，胫骨前嵴外一横指处）300 次。孩子取仰卧位，家长将掌心或四指并拢于孩子腹部，按顺时针方向按摩整个腹部 500 次。

孩子俯卧位，暴露脊背，家长先用食指、中指在脊柱两侧自上而下轻轻按揉 2 ~ 3 遍，再捏脊（手沿着脊柱的两旁，用捏法把皮捏起来，边提捏，边向前推进，由尾骶部捏到枕项部）3 ~ 5 遍，最后用双手拇指在脾俞穴（第十一胸椎棘突下旁开 1.5 寸，即两横指）、胃俞穴（第十二胸椎棘突下旁开 1.5 寸处）等部位重按 3 ~ 5 下。

二、强肺卫法

感冒发烧、咳嗽哮喘都和青少年肺部健康息息相关。中医认为肺是清虚之体，寒热都会导致其受邪，通过推拿可以增强肺脏的功能，预防外感病的发生。

具体操作：家长取孩子右手，分别施清肺经（取无名指末节螺纹面，向指根方向直推为清）、补脾经（拇指末节螺纹面旋推）各 500 次，揉外劳宫（握拳，中指尖下）300 次。

孩子取卧位，家长推揉肺俞（在背部，当第三胸椎棘突下，旁开 1.5 寸）、脾俞（在背部，当第十一胸椎棘突下，旁开 1.5 寸）、肝俞（在背部，当第九胸椎棘突下，旁开 1.5 寸）各 50 次，提拿肩井 3 ~ 5 次，擦风池（胸锁乳突肌与斜方肌上端之间的凹陷处）、风府（在项部，当后发际正中直上 1 寸，枕外隆凸直下，两侧斜方肌之间的凹陷中），以透热为度。

三、养心安神法

养心安神法有助于心神安宁，改善睡眠，使心神少受外界环境变化的影响。

具体操作：

引天河水 300 次，就在孩子前臂内侧正中线，自腕至肘呈一直线，家长用食指、中指从孩子的腕推向肘。

清肝经 200 次，将孩子食指伸直，由指尖向指根方向直线推动。

清心经 200 次，心经在孩子的中指面，由中指尖向手根方向直线推动。

补肾经 200 次，在孩子的小指面的指腹顺时针方向旋转推动。

补脾经 200 次，在孩子的大拇指面的指腹顺时针方向旋转推动。

按揉百会 100 次，百会穴在孩子两耳朵尖连线的中点。

四、益智健脑法

中医学认为，肾主藏精，精生髓，髓聚为脑，故有"脑为髓海"之说。脑为元神之府，若肾精充足、脑髓盈满，则智力健全、行动灵敏、精力充沛。中医认为，智力开发的程度取决于肾，肾决定能力和思维，因肾藏精，精生髓，髓又通于脑，而精令人智慧聪明。益智保健能促进智力开发，肾阳又助脾阳，故又能使脾的功能增强，使身心健康；对五迟五软，解颅等疾病亦有一定的帮助。

具体操作：孩子取坐位。

推三关（三关位于前臂桡侧，腕横纹至肘横纹成一直线），用拇指桡侧面或食、中指面自腕推向肘，推 100 ~ 300 次。

补脾经（脾经位于拇指桡侧缘或拇指螺旋面），顺着拇指桡侧从拇指指尖直推至指根，推 200 次。

补肾经（肾经位于小指掌面，指尖至指根成一直线），用拇指螺纹面由指尖推至指根，推 200 次。

摩囟门（前囟门位于前顶，呈菱形），食指、中指、无名指并拢，在孩子的囟门处轻轻抚摸 2 分钟，可顺、逆时针交替进行。

按印堂（印堂在孩子眉心的位置。也叫眉心穴），用拇指或中指指腹按揉孩子印堂 50 次。

推坎宫（从眉心沿眉毛至眉梢的一条横线，左右对称排列，也叫分阴阳），用两拇指指腹自眉头分推坎宫 24 次。

捏脊（位于腰背部，当第一胸椎至第五腰椎棘突下两侧，后正中线旁 0.5 寸），让孩子俯卧、背部裸露，涂抹适量的润肤介质（爽身粉），用双手的中指、无名指、小指握成半拳状，食指半屈，拇指伸直对准食指前半段，然后顶住孩子皮肤，拇指、食指前移，提拿皮肉，同时向上捻动，自尾椎两旁（脊柱两侧）双手交替向前推自大椎（脖后突出部位）两旁。捏 3 ~ 5 遍。温馨提示：捏完后，局部的皮肤会略显潮红。

五、益气补肺法

肺作为五脏之华盖，主一身之气，司呼吸，外合皮毛，开窍于鼻。若肺气不足，卫外功能下降，则不耐邪侵，易出现呼吸系统的疾患。运用益气补肺推拿法可起到益气固表、培土生金的作用。

具体操作：孩子取坐位（或仰卧位），固定其左手。

主穴：平肝经（食指掌面，从食指指根向指尖方向直推）500 次，清肺经（是从无名指掌面末节指端到指尖成一条直线，从掌面末节指纹端推向指尖）500 次，推四横纹（将拇指屈曲，位于食指、中指、无名指、小指根连掌面的横纹正中）3 ~ 5 分钟，清补脾（拇指端循拇指桡侧缘由指尖向指根方向来回推）500 次。

配穴：清天河水（上肢内侧，从手腕到肘窝成一条直线，从手腕向肘窝方向直推）300 ~ 500 次，揉外劳宫（掌背正中第三、第四掌骨中间凹陷处）300 ~ 500 次，揉二马（掌背小指、无名指两掌骨中间，由指根到腕横纹之掌骨中间偏下凹陷处）300 ~ 500 次。推拿时主穴全用，配穴可根据不同症状选用 1 ~ 2 个。

六、益气补肾法

"肾为先天之本"，肾阴肾阳来源于后天脾胃的滋养，而脾胃的运化又需肾阳的温煦。青少年的骨骼、脑髓、发、耳、齿等的发育皆与肾有密切的关系。青少年肾气未盛，固"肾常虚"，肾气不足则可影响青少年的成长发育。运用益气补肾推拿法可健脾强肾固元，促进青少年健康成长发育。

具体操作：取坐位（或仰卧位），固定左手。

主穴：揉二马（掌背小指、无名指两掌骨中间，由指根到腕横纹之掌骨中间偏下凹陷处）5～10分钟，补脾经（拇指端循拇指桡侧缘由指尖向指根方向）5～10分钟，揉外劳宫（掌背正中第三、第四掌骨中间凹陷处）5分钟。

配穴：平肝经（食指掌面，从食指指根向指尖方向直推）3～5分钟，清天河水（上肢内侧，从手腕到肘窝成一条直线，从手腕向肘窝方向直推）5分钟，推四横纹（将拇指屈曲，位于食指、中指、无名指、小指根连掌面的横纹正中）5分钟。推拿时主穴全用，配穴可根据不同症状选用1～2个。

青少年素体调节

一、强身保健推拿法

强身保健推拿法具有健脾和胃，增进食欲，强壮身体，促进发育等作用。此法适用于先天禀赋不足或后天失养所致体质较差的青少年。推拿可使青少年脾胃功能强健，长肌肉，强筋骨，健康活泼。

主要表现：身体瘦弱，胆怯易疲劳，纳差或纳食正常，大便不调。

推拿取穴：补脾经；摩腹；按揉双侧足三里；捏脊；按揉脾俞、胃俞；运内八卦。

上法每天操作1遍，7天为1个疗程，每个疗程结束后可休息2天，一般宜在空腹时进行。

二、眼按摩保健推拿法

眼睛是人体的重要器官，保健推拿是通过按摩手法对穴位的刺激，达到疏通经络、调和气血的效果，增强眼周围肌肉的血液循环，改善眼部神经的营养，使眼肌的疲劳得以解除。

此法适用于近视、弱视，或视力正常的青少年。长期推拿可缓解视神经疲劳，防止近视加重，提高视力。

主要表现：看远模糊，看近清楚，阅读时读物与眼的距离比正常者近。

推拿取穴：

①以拇指自印堂穴上推至前发际，两手交替操作，然后，自额中向两侧分抹至太阳穴。

②按揉睛明、攒竹、鱼腰、阳白、瞳子髎、四白穴。

③闭目，以拇指指腹轻轻按揉眼球。

④以食指点揉太阳穴。

⑤抹上下眼眶。

⑥拿风池。

上法每天可操作 1 次，或在视物过久、眼睛疲劳时进行。对于眼睛近视者可适当增加按摩次数。

三、易感青少年保健推拿法

本法具有宣肺利窍，通阳固表，预防感冒、支气管炎等作用。长期按摩，可大大提高抗感冒能力。

主要表现：经常反复感冒，出现咽痛，发热，咳嗽，流涕等症。

推拿取穴方法一：

①以两手掌快速互擦，发烫为止，然后，用擦烫的手按在前额，先按顺时针方向环摩面部 50 次，再按逆时针方向环摩面部 50 次，使面部微红有温热感。

②以两手食指在鼻两侧做快速上下推擦，用力不宜过重，以局部产生的热感向鼻腔内传导为度。

③以双手拇指和食指搓揉双侧耳垂，反复操作，以耳垂发红、发热为度。

④以全掌横擦肩背部及胸部，以透热为度。

推拿取穴方法二：

开天门，推坎宫，揉耳后高骨，揉太阳，揉迎香，分手阴阳，揉风池，捏脊。

以上方法每天进行 1 次，流感严重流行时，可增加 1 次。

四、营养不良青少年保健推拿法

营养不良是摄食不足或摄入食物不能充分吸收利用的结果。由于身体得不到足够的营养，迫使消耗自身的储备，导致发育迟缓，抵抗力降低，给很多疾病的出现创造了条件。通过推拿可促进消化功能改善，从而达到保健的作用。

主要表现：体重不增甚至减轻，皮肤干燥、苍白、失去弹性，体温低、纳少、发育迟缓，消化不良及感染。

推拿取穴：补脾经；补肾经；揉板门；运内八卦；揉足三里；推四横纹；分腹阴阳；捏脊。

上法每天操作 1 遍，一般连做 3 ～ 5 次即可。

五、病后恢复青少年保健推拿法

病后恢复保健推拿法具有调和脾胃，清解余热，康复身体的作用。此法适用于患病以后恢复不佳，还残留某些余热未清，出现脾胃失调等症状的青少年。推拿可以恢复青少年的脾胃功能。

主要表现：食欲下降，食量减少，五心烦热，睡眠不安，身倦懒动，大便不调。

推拿取穴：补脾经；清胃经；摩腹；按揉足三里；捏脊；清天河水；分手阴阳；运内八卦；揉板门。

上法每天操作 1 遍，一般连做 3 ～ 5 次即可。

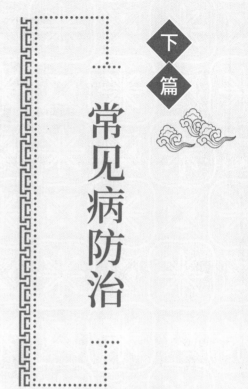

下篇

常见病防治

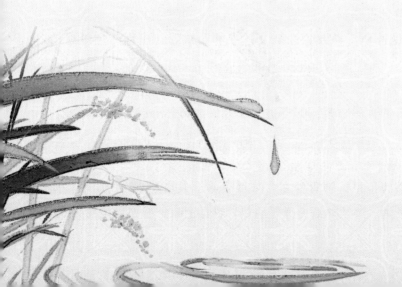

慢性扁桃体炎

一、概述

慢性扁桃体炎又叫慢乳蛾，多因急乳蛾反复发作，经久不愈，以致脏腑失调，邪热伤阴，余邪未清，邪毒久滞喉核所致。它是以喉核常溢少量脓液、微红微肿、咽部不适为主要表现的咽喉疾病。临床治宜清热养阴、滋补肝肾。由于青少年脏腑娇柔，正气不足，容易受到外邪侵袭，且抗病能力较弱，邪毒虽不甚重，但因正气虚弱，故不易于消除而留于咽喉以致发病，日久，反复发作，便成了慢乳蛾，即西医所谓慢性扁桃体炎。

本病以青少年及儿童为多见。病程迁延、反复发作者，多为虚证或虚实夹杂证。可诱发喉痛、痹证、心悸、怔忡及水肿等全身疾病。

1.病因病机

外感六淫，或饮食失节，如炙煿厚味或烟酒太过，是引起急性扁桃体炎或慢性扁桃体急性发作的主要原因；脏腑失调，如郁热内蕴，或气虚、阴亏，是容易感受外邪，导致急性病变，或邪毒久滞，病程久延难愈的内在因素。

（1）风邪侵袭

风热邪毒从口鼻入侵肺系，咽喉首当其冲。或风热外袭，肺气不宣，肺经风热循经上犯，结聚于咽喉，气血不畅，与邪毒互结喉核，发为乳蛾。

（2）肺胃热盛

外邪壅盛，乘势传里，肺胃受之，肺胃热盛，火热上蒸，灼腐喉核而为病。亦有多食炙煿，过饮热酒，脾胃蕴热，热毒上攻，蒸灼喉核而为病。

（3）阴虚邪滞

邪毒滞留，灼伤阴津，或温热病后，肺肾亏损，津液不足，不能上输滋养咽喉，阴虚内热，虚火上炎，与余邪互结喉核而为病。

（4）气虚邪滞

喉核失养，素体脾胃虚弱，不能运化水谷精微，气血生化不足，喉核失养；或脾失健运，湿浊内生，结聚于喉核而为病。

（5）痰瘀互结

余邪滞留，日久不去，气机郁滞，痰浊内生，气滞血瘀，痰瘀互结喉核，脉络闭阻而为病，且因脏腑柔弱，正气未充，易为外邪所感，病后不仅阴液受伤，阳气也常受损，抗病能力减退，邪毒虽不甚重，但因正气虚弱，故不易于消除而留滞于咽喉，日久不去，气血凝结不散，肿而为蛾。《焦氏喉科枕秘》："受风热郁怒而起，喉中紧靠蒂丁，不甚痛，饮食有碍，若劳心，不忌口，不避风，日久不治，长塞喉中。"

2. 临床诊断

（1）病史

多见于青少年，多有反复急性发作病史，春、秋两季发病率高。

（2）临床表现

咽部不适，发痒，干燥，灼热感，异物感，微痛，可有刺激性咳嗽，口臭，易感冒或伴纳差、乏力、头痛、低热等。

（3）咽部检查

①挤压舌腭弓，自隐窝口有脓液及脓栓排出。

②扁桃体表面不平，有瘢痕或黄白色点状物。

③舌腭弓、咽腭弓与扁桃体粘连。

④扁桃体及舌腭弓慢性充血。

⑤患侧下颌角淋巴结肿大。

凡具备急性扁桃体炎反复发作病史及检查中所见①或②～⑤中三项以上即可做出诊断。

（4）其他检查

咽拭子培养等细菌学检查有助于诊断及治疗。在"病灶"型病例中，测定血沉、抗链球菌溶血素"O"、血清黏蛋白、心电图等有助于并发症的诊断。

3.辨证思路

本病辨证，重在辨咽核异常，辨咽部干燥痒痛。

（1）辨咽核异常

辨慢乳蛾咽核异常主要是依据其咽核的形体、色泽及咽核分泌物的不同来进行的，一般而言，咽关及咽核色鲜红，咽核肥大，分泌物色黄质稠为痰热互结；咽关及咽核暗红，咽核肥大或干瘪，其上有黄白色脓样分泌物，或有乳酪样脓栓挤出，为虚火上炎；咽核肥大，充血不著，咽关肿胀，咽核分泌物色白，为脾气虚弱或虚阳上浮；咽核肥大，按之硬，色暗，或上布血丝，表面不光滑为气滞血瘀。

（2）辨咽部干燥痒痛

慢乳蛾的咽部不适多时间长，症状顽固，其主要表现为咽部干燥痒痛，梗梗不利，因此通过咽部的症状表现可辨别其证情的寒热虚实。一般而言，久病咽干燥痒微痛异物感，咽干欲饮而饮不多，咳嗽无痰，咽色暗红多属肺肾阴虚、虚火上炎；久病咽干燥痒微痛或不痛，伴梗阻感，咽干不喜饮，咳嗽痰白，咽色微红或不红多属脾气虚弱或脾肾阳虚、虚阳上浮；病程较短，咽干痛较著，咽干喜冷饮，咽色红，脉实有力者属痰热互结。

二、调护要点

慢性扁桃体炎患者应养成良好的生活习惯，保证充足的睡眠时间；随天气变化及时增减衣服，去除室内潮湿的空气，养成不挑食、不过饱的良好习惯；坚持锻炼身体，提高机体抵抗疾病的能力，不过度疲劳。

患扁桃体急性炎症应彻底治愈，以免留下后患；饮食上忌食干燥、辛辣、煎炸食物；当咽部不适时可吃金橘、番茄等多汁食物，适合的食物有白梨、青菜、番茄、豆腐、百合。

慢性扁桃体炎的治疗以养阴清肺、滋肾降火、清利咽喉为基本原则。根据辨证，分别采用滋养肺肾、健脾和胃、化痰散瘀等治法。本病除内服汤药外，还常使用针刺治疗。

1.肺肾阴虚证

症候：咽干、灼热、微痒、微痛，午后症状加重；扁桃体肿大或缩小，或有少许脓栓；或伴有午后颧红，手足心热，失眠多梦，或干咳，痰少而黏，耳鸣眼花，腰膝酸软，大便偏干；舌红，少苔，脉细数。

辨证要点：多见于阴虚症状明显者，喉核潮红，萎缩干瘪患者，为虚证。

治法：滋养肺肾，清利咽喉。

主方：百合固金汤加减。

常用药：生地黄、熟地黄、玄参、当归、麦冬、沙参、枸杞子、川楝子、川牛膝、丹参、生牡蛎、海蛤粉、路路通等。

2. 脾气虚弱证

症候：咽干，咽痒，咽异物感；扁桃体肿大或缩小，色淡红；咳嗽痰白，胸脘痞闷，易恶心呕吐，口淡不渴，大便溏薄；舌质淡，苔白，脉细弱。

辨证要点：多见于气虚症状明显者，喉核淡红、肥大患者，为虚证。

治法：健脾和胃，祛湿利咽。

主方：六君子汤加减。

常用药：人参、茯苓、白术、厚朴、枳壳、浙贝母、生牡蛎、陈皮、半夏等。

3. 痰瘀互结证

症候：咽干，咽痛，时作时休；扁桃体肿大，有韧硬感，表面凹凸不平；舌质暗，有瘀点，苔白腻，脉细涩。

辨证要点：多见于病久反复发作，全身症状不明显，喉核暗红、肥大质韧患者，为虚实夹杂证。

治法：化痰散瘀。

主方：会厌逐瘀汤加减。

常用药：桃仁、红花、当归、赤芍、昆布、莪术、丹参、水蛭、路路通、生牡蛎、黄芩、蒲公英、车前子、皂角刺等。

三、食疗方法

1. 橄榄粥

【组成】白萝卜100克，橄榄5枚，蒲公英少量。

【做法】将白萝卜切块，三者一同煲粥。

【功效】清热解毒，消肿止咳润肺。

2. 百合香蕉羹

【组成】百合15克，香蕉1根。

【做法】百合用水泡开，香蕉绞汁成泥，可加少量牛奶。

【功效】养阴清肺，生津润燥。

3. 雪梨芦根饮

【组成】白梨1个，芦根适量。

【做法】白梨切块，芦根煮汤取汁，去渣与白梨一同再煮开。

【功效】滋阴降火，清咽利喉。

4. 清咽茶饮方

【组成】乌梅肉、生甘草、沙参、麦冬、桔梗、玄参各5克。

【做法】煮水代茶饮。

【功效】清咽润肺，生津止渴。

5. 萝卜甘蔗饮

【组成】萝卜汁20毫升，甘蔗汁100毫升，白糖少许。

【做法】沸水冲沏后温服。日服3次。

【功效】清热，解毒，化痰。适用于急性扁桃体炎者。

6. 萝卜橄榄茶

【组成】鲜萝卜1个，橄榄10枚，冰糖少许。

【做法】将鲜萝卜、橄榄洗净后切成小块，加冰糖，加水，煎汁代茶饮。日饮2次。

【功效】清热消肿。适用于急性扁桃体炎者。

7. 丝瓜茶

【组成】茶叶5克，丝瓜800克，食盐适量。

【做法】茶叶用沸水冲沏，去渣。丝瓜洗净切片，加食盐、清水煮熟后，加入茶汁即可取食，吃瓜饮汤。

【功效】清热、凉血、化痰。适用于急性扁桃体炎者。

8. 木耳散

【组成】黑木耳10克。

【做法】将黑木耳焙干研为细末，用细管向喉内适量吹入。数次即愈。

【功效】凉血止血，润燥生肌。适用于扁桃体炎充血明显者。

9. 苋菜汁饮

【组成】苋菜150克，白糖50克。

【做法】将苋菜洗净，捣烂取汁，加入白糖调匀。顿服，每日2次。

【功效】清热解毒。适用于治疗扁桃体炎，咽喉肿痛者。

10. 果汁饮

【组成】时令水果甘蔗、鲜梨、荸荠、杏、李子、西瓜、甜瓜、桃、柑、橘、橙、柚、藕菱、西红柿、黄瓜等适量。

【做法】洗净后榨取鲜汁，适量频饮。

【功效】清热生津，润肺止渴。适用于本病口干咽燥、壮热不去且吞咽困难者。

11. 大白菜汤

【组成】大白菜 1 棵，食盐适量。

【做法】将大白菜洗净，放少许水，用文火煮烂取汁，加食盐调服。

【功效】养阴清热，利湿润肺。适用于本病外感风热伴口渴口臭者。

12. 柠檬茶

【组成】鲜柠檬 1 个，冰糖 15 克。

【做法】将鲜柠檬洗净切片，每次取 3 片，加冰糖，沸水 200 毫升冲沏，代茶饮。日饮 400 毫升。

【功效】化痰止咳，生津止渴。适用于本病伴牙龈出血者。

13. 百合羹

【组成】百合 20 克，桑叶 9 克。

【做法】百合去衣，加桑叶所煎出的汁，合煮为羹。

【功效】养阴清肺，生津润燥。适合慢性扁桃体炎患者。

14. 银麦柑橘饮

【组成】金银花 9 克，麦冬 9 克，生甘草 6 克，桔梗 6 克，冰糖适量。

【做法】上料用开水浸泡，代茶饮之。

【功效】养阴清热。适合慢性扁桃体炎患者。

15. 萝卜苗汤

【组成】干萝卜苗 (亦可用萝卜代替)30 ~ 60 克。

【做法】煲汤佐膳。

【功效】止咳化痰。可治扁桃体炎。

16. 乌梅青果汤

【组成】乌梅 10 克，青果 30 克，白糖适量。

【做法】将乌梅、青果放入锅内，加水煎煮，待两者煮软后加入白糖。

【功效】清热解毒，润肺利咽。适用于扁桃体炎者。

17. 芦根橄榄汤

【组成】干芦根 30 克，咸橄榄 4 枚。

【做法】将干芦根、咸橄榄入锅，加入 600 毫升清水，煎至 400 毫升，去渣饮用。

【功效】清热解毒，利咽化痰。适用于扁桃体炎者。

18. 豆腐双花汤

【组成】金银花 30 克，野菊花 30 克，鲜豆腐 200 克，食盐少许。

【做法】豆腐加适量清水煲汤，再放入金银花、野菊花同煲 10 分钟，加食盐调味，饮汤（豆腐可吃可不吃）。

【功效】疏散风热，清热解毒。

19. 石斛炖雪梨

【组成】石斛 10 克，生地 10 克，雪梨 1 个，白砂糖适量。

【做法】每次用上方剂量，清水半碗，放炖盅里隔水炖 1 小时，放白砂糖调味。每日 2 次，食雪梨饮汤。

【功效】养阴清热生津。

一、概述

慢性鼻炎是一种常见的鼻腔黏膜下的慢性炎症，以流脓涕、鼻塞、嗅觉障碍、头昏脑涨为主要症状，分慢性单纯性鼻炎和慢性肥厚性鼻炎两种，后者大多是由前者病情加重导致。慢性单纯性鼻炎是鼻腔黏膜和黏膜下层的慢性炎症，临床上以鼻黏膜肿胀、鼻塞、分泌物增多为特点。

慢性鼻炎症状主要是间歇性、交替性鼻阻塞，鼻涕增多，常流脓鼻涕。分泌物常向后流入鼻咽部，出现咳嗽、多痰、咽部不适等症状。慢性鼻炎可影响面部发育以及记忆力，有40%的病人可伴发哮喘，长期鼻炎还可引发分泌性中耳炎，导致患者听力下降，耳闷堵感，由鼻炎引发鼻塞，影响患者夜间睡眠质量，严重可有夜间睡眠呼吸暂停出现。

慢性鼻炎危害大，若治疗不及时，常因鼻堵塞而需张口呼吸，长期后可能出现"痴呆"样面容，还可导致多种并发症，如腺样体炎、中耳炎、鼻窦炎、咽炎和支气管炎。本病中医属"鼻室"范畴。其病因病机如下：一是肺与阳明经郁热，气血不畅，邪滞鼻窍；二是肺脾肾虚，气阳不足，驱邪无力，邪滞鼻窍；三是久病多瘀，气血瘀滞，脉络痹阻，鼻窍失利。

1.病因病机

因正气虚弱，伤风鼻塞反复发作，余邪未清而致。鼻窍及其临近病灶的影响，雾霾等不洁空气的污染，或过用血管收缩滴鼻剂等也可导致本病的发生。病机多与肺功能失调及气滞血瘀有关。

（1）外邪侵袭

伤风、鼻塞失于调治，或反复发作，迁延不愈，邪热伏肺，久蕴不去，肺经蕴热，邪热壅结鼻窍，鼻失宣通，气息出入受阻而为病。

（2）肺脾气虚

久病体弱，耗伤肺卫之气，致使肺气虚弱，邪毒留滞鼻窍，或饮食不节，劳倦过度，病后失养，损伤脾胃，脾气虚，运化失健，湿浊滞留鼻窍而为病。

（3）痰瘀阻鼻

伤风、鼻塞失治，或外邪屡犯鼻窍，邪毒久留不去，或鼻病日久，病久多瘀，壅阻鼻窍脉络，气血运行不畅而为病。

2.临床诊断

（1）病史

反复发作的伤风、鼻塞病史。

（2）临床表现

①交替性、间歇性鼻阻：鼻阻昼轻夜重，夏轻冬重，常伴有头痛、头昏、轻度嗅觉减退、鼻涕增多等症状。

②鼻涕初期为黏涕，继发感染时为黏脓涕。可经鼻咽部流向呼吸道引起慢性咽炎而出现咳嗽、咽部不适，重者诱发气管炎及肺炎。

（3）辅助检查

鼻腔检查：鼻黏膜充血，肿胀，表面光滑湿润，下鼻甲肥大，下鼻道常见有黏脓性分泌物。鼻甲黏膜柔软而有弹性，探针触之可凹陷，用1%麻黄素涂搽后收缩敏感。

（4）鉴别

注意与血管舒缩性鼻炎、变态反应性鼻炎相鉴别。

2.辨证思路

临床辨证，首重寒热。慢性鼻炎的证候主要有三大类：一是气虚，二是郁热，三是血瘀，或兼痰凝。本病大多数是慢性单纯性鼻炎，病人往往交替性与间歇性鼻塞，早晚气温较低或秋冬偏寒冷时鼻塞明显，运动后或温暖后鼻塞减轻、消失。虽然肥厚性鼻炎病症多属血瘀、痰凝，以持续性鼻塞为主，但很多病人鼻塞时轻时重，或双侧鼻窍交替堵塞，肌膜肿胀，甚至鼻甲硬实不消，凹凸不平，但鼻腔内无新生物堵塞，病情反复，经久不愈，甚而嗅觉失灵。

二、调护要点

鼻塞严重且鼻涕较多时，不宜强行擤鼻，以免迫使鼻涕逆行进入耳管，阻塞其管道而引发耳疾；虚寒证鼻窒多有冬重夏轻或遇寒冷时加重的特点，故这类患者应注意避风寒，冬季要注意头部与鼻部的保温保暖，必要时可戴口罩及帽子，或用辛温性药物研面布裹，微加温后置于前囟处，每次放置30分钟，每日1～2次，或将其置于帽子前缘而常敷于前囟处，以温暖督脉、助阳舒络而减轻鼻塞与头痛等；烟酒有诱发鼻窒及加重病情的不良效应，故对有烟酒嗜好的患者，应力劝其戒除，同时，烟酒辛辣有生热助热的作用，故热证鼻窒患者应戒烟酒、远辛辣；虚寒性鼻窒患者则应少食生冷食物，以免伤阳助寒而加重病情；对夜间交替性鼻塞者，宜取平卧头高位，或侧卧于鼻塞较轻一侧，以利气血运行而减轻鼻塞。

慢性鼻炎的治疗原则为虚者宜补，热者宜清，瘀者宜散。根据辨证，分别采用健脾、清肺、活血化瘀等治法。本病除内服汤药外，还常使用中药外治、针灸、艾灸等方法治疗。

1.肺脾气虚型

症候：交替性鼻塞，或鼻塞时轻时重，流清涕，遇寒加重，头微胀，鼻腔肌膜肿胀色淡，可伴咳嗽痰稀，气短喘促，舌淡苔薄白，或食欲不振，体倦乏力，大便时溏，舌淡苔白，脉缓弱。

辨证要点：咳嗽痰稀、气短乏力、舌淡苔白、脉弱。

治则：温肺健脾，益气通窍。

主方：肺气虚为主用温肺止流丹加减，脾气虚为主用补中益气汤加减。

常用药：党参、黄芪、茯苓、白术、五味子、诃子、桂枝、白芍、苍耳子、葶苈子、蝉蜕、薄荷、白芷等。

外治：a.用鹅不食草、川芎、细辛、辛夷花、青黛各等份，研末，吹鼻，每天3～4次。b.用鹅不食草100克，樟脑5克，共研细末，以薄绢包裹药末少许塞鼻，每天换药1次。

针灸治疗：针刺迎香、合谷、上星穴，留针15分钟，隔日1次。艾灸人中、迎香、风府、百会，肺气虚配肺俞、太渊，脾虚配脾俞、胃俞、足三里，隔日1次。

2.肺热蕴积型

症候：交替性鼻塞，时轻时重，鼻涕色黄而稠，遇热加重。鼻黏膜充血明显，色红较深，鼻孔干燥，呼气灼热，头痛或胀，口干欲饮，大便秘结，舌红苔黄少津，脉滑数。

辨证要点：鼻涕黄稠、口渴、舌红、苔黄。

治则：清热散邪，宣肺通窍。

主方：黄芩汤加减。

常用药：黄芩、栀子、桑白皮、麦冬、赤芍、桔梗、薄荷、蔓荆子、石膏、知母、黄芩、无花粉、苍耳子等。

外治：用葛根30克，麻黄20克，桂枝15克，白芍15克，苍耳子30克，辛夷花15克，白芷12克，细辛6克，生石膏30克，黄连10克，黄芩15克，甘草10克，浓煎3次，取汁浓缩后加入蜂蜜60克。每日用棉签蘸药涂于鼻腔2～3次。

3. 气滞血瘀型

症候：鼻甲肿实色暗，呈桑葚样，鼻塞持久严重，嗅觉迟钝，流涕黄稠或黏白，可伴头胀痛，口干咽燥，耳鸣不聪等，舌红或有瘀点，脉弦。

辨证要点：鼻甲肿实色暗、舌红有瘀点、脉弦。

治则：行气活血，化瘀通窍。

主方：通窍活血汤加减。

常用药：当归、赤芍、川芎、桃仁、苍耳子、白芷、辛夷花、石菖蒲、丝瓜络、红花、薄荷、路路通、皂角刺、木通等。

外治：用川芎500克，鹅不食草500克，苍耳子100克，辛夷花100克，白芷150克，薄荷100克，水煎2次，药液混合再浓缩至1 500毫升，过滤消毒，滴鼻，每日3～4次，每次1～2滴。

三、食疗方法

1. 丝瓜藤煲猪瘦肉

【组成】近根部的丝瓜藤3～5克，猪瘦肉60克，盐少许。

【做法】丝瓜藤洗净，猪瘦肉切块，同放锅内煮汤，至熟加盐调味，饮汤吃肉，5次为1个疗程，连用1～3个疗程可愈。

【功效】清热消炎，解毒通窍。治慢性鼻炎急性发作、鼻流脓涕、脑重头痛者。

2. 辛夷煮鸡蛋

【组成】辛夷花15克，鸡蛋2个。

【做法】将辛夷花放入砂锅内，加清水 2 碗，煎取 1 碗；鸡蛋煮熟去壳，刺小孔数个，将砂锅复火上，倒入药汁煮沸，放入鸡蛋同煮片刻，饮汤吃蛋。

【功效】通窍，止脓涕，祛头痛。

3. 柏叶猪鼻汤

【组成】猪鼻肉 66 克，生柏叶 30 克，金钗斛 6 克，柴胡 10 克，蜜糖 60 克，30 度米酒 30 克。

【做法】将猪鼻肉刮洗干净，与生柏叶、金钗斛、柴胡共同放砂锅内，加清水 4 碗煎取 1 碗，滤除药渣，冲入蜜糖、米酒，和匀饮之。

【功效】消炎通窍，养阴扶正。

4. 黄芪鱼头汤

【组成】胖头鱼 100 克，大枣 15 克，黄芪 30 克，白术 15 克，苍耳子 10 克，白芷 10 克，生姜 3 片。

【做法】胖头鱼洗净后用热油两面稍煎待用。大枣去核洗净，将黄芪、白术、苍耳子、白芷、生姜共放砂锅内与鱼头一起煎汤，待熟吃肉饮汁。

【功效】扶正祛邪，补中通窍。

5. 慢性鼻炎茶

【组成】白芷、麦冬各 20 克，葛根、黄芩各 15 克，苍耳子、藁本、薄荷各 10 克。

【做法】将以上几味药用水煎，代茶饮。每日 1 剂，3 周为 1 个疗程。

【功效】宣肺开窍。治疗慢性单纯性鼻炎。

6. 桑菊杏仁粥

【组成】桑叶 9 克，菊花 6 克，甜杏仁 9 克，粳米 60 克。

【做法】将桑叶、菊花加适量水煎煮，去渣取汁，加甜杏仁、粳米煮粥。

【功效】疏散风热，宣肺通窍。主治鼻塞、涕黄、咽痛、咳嗽等。早晚服用。

7. 黄芪鸡

【组成】黄芪 120 克，母鸡 1 只，香菜 20 克，葱、姜等佐料适量。

【做法】母鸡去毛，净膛，将黄芪纳入鸡腹中缝合，放入锅中，加入葱、姜等佐料，放火上蒸，将熟时放香菜，做主菜食之。

【功效】益气健身，解表通窍。主治肺脾气虚之鼻炎。

8. 川芎猪脑汤

【组成】猪脑2副，川芎15克，辛夷花10克，盐、胡椒适量。

【做法】猪脑洗净，剔去筋膜，将川芎、辛夷花煎水取汁，入猪脑、盐、胡椒，炖熟，分2次吃。

【功效】行气活血，补脑通窍。主治气滞血瘀之鼻炎。

9. 枣泥豆包

【组成】大枣（去核）250克，白扁豆、面粉各1 000克。

【做法】白扁豆水煮，至软时加入大枣再煮，至水将尽白扁豆能捣碎时离火，趁热将白扁豆、大枣做成泥状，作馅；面粉和好发酵，擀皮，包进扁豆枣泥，做成豆包蒸熟，可做主食。

【功效】健脾利湿，养胃利窍。主治脾胃气虚之鼻炎。

10. 鲜大蓟煮鸡蛋

【组成】鲜大蓟根60克，鸡蛋3个。

【做法】加水同煮至蛋熟即可。每日1次，连服1周。

【功效】润肺解毒，养阴止血。适用于慢性鼻炎肺经伏火证。

11. 宣肺通窍汤

【组成】柴胡、防风、苍耳子各10克，辛夷、白芷、白术、川芎、薄荷各5克，甘草3克。

【做法】水煎，代茶饮，可以重复泡3次，1天服用。

【功效】治疗各种鼻炎有效果。

12. 儿茶散

【组成】儿茶适量。

【做法】将儿茶研为细末，吹鼻，每日3次。

【功效】清热化痰，消肿排脓。主治鼻窦炎流脓者。

13. 嚼食蜂巢

【用法】蜂巢1片，经常嚼食，嚼10分钟左右吐渣，1日3次。

【功效】抗菌消炎。主治过敏性鼻炎、鼻窦炎。

14. 芝麻油滴鼻

【用法】芝麻油适量，每侧鼻腔滴2滴，每日2次。

【功效】润燥，清热，消肿。主治萎缩性鼻炎、鼻炎秋季发作干燥难受者。

15. 参枣苍耳汤

【组成】党参 15 克，大枣 10 个，苍耳子 6 克。

【做法】以上三味，煎服，每日 2 次。

【功效】补脾益肺，祛风通窍。主治肺脾气虚之慢性鼻炎。

16. 桃仁粥

【组成】桃仁 10 克，当归 6 克，粳米 50 克。

【做法】桃仁去皮尖研碎，加当归水煎取汁，与粳米一起如常法煮粥，一次食用。

【功效】活血化瘀，养胃利窍。主治气滞血瘀之慢性鼻炎。

17. 参苏饮

【组成】党参 15 克，紫苏 10 克，陈皮 10 克，石菖蒲 10 克（或用葱 10 克）。

【做法】先煎煮党参，后下其他三味，煎成去渣儿代茶饮。

【功效】益气健脾，散寒通窍。主治肺脾气虚之慢性鼻炎。

18. 山药芫荽粥

【组成】山药 60 克，葱白、芫荽各 10 克，粳米 100 克。

【做法】将山药研末，同粳米煮粥；葱白、芫荽切细，粥熟时放入，搅匀，煮沸。分一两次吃。

【功效】补益脾肺，散寒通窍。主治肺脾气虚之慢性鼻炎。

19. 桃仁鳜鱼

【组成】桃仁 6 克，泽泻 10 克，鳜鱼 100 克，葱、姜等佐料适量。

【做法】鳜鱼、桃仁、泽泻同煮，加葱、姜等佐料，炖熟，食鱼喝汤。

【功效】活血化瘀，补气通窍。主治气滞血瘀之慢性鼻炎。

20. 蘑菇炖鸭

【组成】蘑菇 500 克，鸭 1 只（约 1 000 克），紫苏 10 克，佐料适量。

【做法】鸭去毛净膛，与蘑菇同放入锅中，加水、佐料炖，将熟下紫苏，再炖至熟，食肉喝汤。

【功效】补虚散邪，理气通窍。主治肺脾气虚之慢性鼻炎。

21. 辛夷苍耳蒸鸡蛋

【组成】辛夷、苍耳子各 6 克，鸡蛋 2 个。

【做法】辛夷、苍耳子水煎取汁；鸡蛋去壳搅匀，调入前汁，加盐调味。蒸熟，分 2 次吃。

【功效】益脾补虚，扶风通窍。主治肺脾气虚之慢性鼻炎。

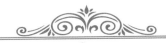

一、概述

痤疮是毛囊皮脂腺单位的一种慢性炎症性皮肤病，主要好发于青少年，对青少年的心理和社交影响很大，临床表现以好发于面部的粉刺、丘疹、脓疱、结节等多形性皮损为特点。痤疮的发生主要与皮脂分泌过多、毛囊皮脂腺导管堵塞、细菌感染和炎症反应等因素密切相关。进入青春期后人体内雄激素特别是睾酮的水平迅速升高，促进皮脂腺发育并产生大量皮脂。同时毛囊皮脂腺导管的角化异常造成导管堵塞，皮脂排出障碍，形成角质栓即微粉刺。主要好发于面部及上胸背部。

因典型皮损能挤出白色半透明状粉汁，故中医称之为粉刺。《医宗金鉴·外科心法要诀·肺风粉刺》云："此证由肺经血热而成，每发于面鼻，起碎疙瘩，形如黍屑，色赤肿痛，破出白粉刺，日久皆成白屑，形如黍米白屑，宜内服清肺饮，外敷颠倒散。"

1.病因病机

中医认为，面鼻属肺，痤疮是由肺胃蕴热熏蒸肌肤或由于过食辛辣油腻之品，生湿生热，或肺热下移大肠，结于肠内，不能下达，反而上逆，阻于肌肤而成。结合当代对其病机的认识，概括为下列几个方面：

（1）肺热血热

青年之人，生机旺盛，血气方刚，加之阳热偏盛，日久营血渐热，络脉充盈，血热伤肺，肺热熏蒸，蕴阻肌肤而成。

（2）肠胃湿热

饮食不节，偏嗜辛辣肥甘油腻腥发之品，日久则中土运化不畅，助阳生湿化热，湿热循经上蒸，外发面部而成。

（3）脾虚痰湿

脾虚不运，或忧思伤脾，水湿内停成痰，痰久化热，湿热痰邪凝滞肌肤而成。

（4）瘀血阻滞

病久不愈，邪聚不散，气滞血瘀，经脉失畅，或风湿热邪蕴于肌肤，气血受遏，凝聚而成。

（5）肾阴不足

痤疮的发生主要是肾气渐盛之期，由于素体（先天）肾阴不足，肾之阴阳平衡失调和天癸相火太旺，循经上蒸头面。肾阴不足，不能养肺胃之阴，以致肺胃阴虚血热，发为痤疮，女性患者临床表现为经前月经症状加重。

（6）情志不节，肝火上炎致心烦急躁，情志不调，郁而化火。

2. 临床诊断

痤疮好发于颜面，亦可见于胸背上部及肩胛部等处，典型皮损为毛囊性丘疹，多数呈黑头粉刺，周围色红，用手挤压，有小米或米粒样白色脂栓排出，少数呈灰白色小丘疹，周围色红，顶部发生小脓疱，破溃后痊愈，遗留暂时性色素沉着或有轻度凹陷的疤痕。有时形成结节、脓肿、囊肿等多种形态损害，愈后留下明显疤痕，皮肤粗糙不平，伴有油性皮脂溢出。

患者一般无自觉症状或稍有瘙痒，若炎症明显时，可引起疼痛或触痛。病程缠绵，往往此起彼伏，有的可迁延数年或十余年，一般到30岁左右可逐渐痊愈。

3. 辨证思路

痤疮临床表现多样，证型错综复杂，治疗时首先要辨别患者的热、郁、痰。

（1）热

①血热

好发于青春期，因青春之年，血热气盛，血热上壅，夹湿夹毒，壅于肌肤，而成此疾。临床上可见面红，粉刺较硬，舌红，口渴，尿赤，多见于黑头粉刺。

②湿热

饮食辛辣刺激及膏粱厚味之品，酿生湿浊，或汗出见湿，湿郁化热而成。《素问·生气通天论》言："汗出见湿，乃生痤。"

③风热

面鼻属肺，肺经风热熏蒸，邪壅肌肤而成。《医宗金鉴》云："肺风粉刺肺经热，面鼻疙瘩赤肿痛。"《诸病源候论》云："面疮者，谓面上有风热气生疮，头如米大，亦如谷大，色白者是也。"即说明了此病机。

（2）郁

①毒郁

为湿毒郁滞，不能外宣，郁而化热，热盛肉腐，有化脓之势，临床上可见痤疮成脓疱，连接成片，多见于脓疱性痤疮。

②血瘀

痤疮日久不消，影响气血运行，瘀血阻滞。临床上可见痤疮坚硬疼痛，无头顶，多见于结节性痤疮。

（3）痰

脾胃失调，运化失健，酿生湿浊，湿聚成痰，凝滞肌肤而成。临床上多见于结节性痤疮或囊肿性痤疮，疼痛不甚，舌苔白腻。

据形态辨证，认为痤疮中丘疹性痤疮多与"热毒"有关，脓疱性痤疮多与"湿热"有关，结节性囊肿性痤疮多与"痰"有关。

二、调护要点

1. 预防调护

痤疮患者要注意饮食调摄，以清淡素食为宜，少吃或暂停食用糖类、辛辣油腻、肥甘厚味及荤腥发物，多吃蔬菜和水果。忌用手挤压粉刺，以免继发感染，形成瘢痕。经常用温水和含硫香皂洗脸，不用油脂或油性较强的化妆品来护肤，以防阻塞毛孔。对经常便秘的患者，可清晨空腹饮用 1 杯凉开水或喝 1 匙蜂蜜。不饮浓茶，戒除烟酒。

2. 辨证治疗

痤疮的治疗，多以清热凉血解毒为基本原则。除内服中药外，还可采取外洗，针刺、放血等疗法治疗。

（1）肺经风热

症候：主要表现为颜面细小红色丘疹、黑头粉刺、白头粉刺，以额头多见，有的伴有痒感，鼻翼两旁皮肤发红、油腻脱屑，兼见口干渴，大便秘结，小便黄，舌红，苔薄黄，脉弦滑。病程较短，单纯痤疮或伴有脂溢性皮炎，炎症较明显。

治法：清肺散风。

主方：枇杷清肺饮加减。

常用药：枇杷叶、黄芩、桑白皮、侧柏叶、菊花、桑叶、金银花、白鲜皮等。

（2）湿热蕴结

症候：主要表现为颜面、胸背有较大的红色丘疹，有的呈结节脓疱，痒甚。常伴身困，纳食欠佳，口干，便秘，尿赤，白带多，舌红，苔黄腻，脉象弦数或滑数。病程可长可短，常伴有胃肠功能紊乱。

治法：清热化湿。

主方：枇杷清肺饮合黄连解毒汤加减。

常用药：黄芩、黄连、苦参、栀子、土茯苓、全瓜蒌、白花蛇舌草、蒲公英、金银花、生薏苡仁、生白术等。

（3）肝经郁热

症候：多见于脓疱性痤疮或月经前痤疮。皮疹多发于面颊两侧，以炎性脓疱、丘疹为主，并兼见心烦易怒，乳房胀满不舒，胸闷嗳气，纳食减少，大便干结，舌质红，苔薄黄，脉弦数。

治则：疏肝解毒。

主方：丹栀逍遥散加减。

常用药：丹皮、栀子、黄芩、苏梗、当归、生地黄、茯苓、白术、茵陈、蒲公英、白花蛇舌草等。

（4）痰热凝结

症候：病程较长，反复发作，颜面胸背有较多的结节、囊肿，或遗留瘢痕、色素沉着，或呈细小米粒样丘疹隐现于皮下，丘疹呈暗红色或呈肤色。伴有口干渴，口臭，心烦，大便干，小便黄，舌红，苔黄燥，脉滑。

治法：清热化痰，祛瘀。

主方：海藻玉壶汤合参苓白术散加减。

常用药：菊花、金银花、黄芩、山慈菇、海藻、夏枯草、白术、茯苓、姜半夏、陈皮、川芎、当归、黄芪等。

（5）肝肾阴虚，冲任失调

症候：丘疹多发于口周或下颌。女性患者月经前加重，或伴有月经不调，小腹坠痛，脉弦。多见于中年妇女，反复发作。

治则：滋养肝肾，调摄冲任。

主方：二至丸加减。

常用药：女贞子、旱莲草、生地黄、玄参、仙茅、淫羊藿、当归、丹参、郁金、延胡索等。

3. 验方推荐（请在专业医生的指导下使用）

（1）浙贝母、白附子、菊花叶、防风、白芷、滑石各15克，皂角10克。将前六味研为细末，皂角蒸熟去筋膜，同药捣为丸，早晚擦面。本方祛风清热，适用于痤疮、雀斑。

（2）赤小豆20克，细辛6克，麻黄3克，银花10克，泽泻8克，茯苓15克，车前子8克，神曲15克，红花3克，甘草6克。煎汤代茶，每日1剂，并用药液清洗患部，早、晚各1次。本方功能消疮，适用于痤疮。

（3）土茯苓30克，生地榆15克，赤芍10克，黄柏15克，蒲公英、茜草各10克，地肤子、金银花、板蓝根各15克。水煎服，每日1剂。本方清热解毒，活血祛湿，适用于痤疮患者。

（4）白果适量。将药洗净，切开，绞汁，取汁频涂患部，干后再涂，直至汁尽，每日2～3粒。本方解毒排脓，平痤除皮，适用于痤疮患者。

（5）硫黄、川大黄各等份。将两味药共研为细末，冷开水调敷患处。主治痤疮。

（6）土瓜根60克。捣细为散，以浆水和研成膏，瓷盆中盛贮，临卧洗面后涂之。本方泻热消瘀，适用于痤疮。

三、食疗方法

1. 果菜绿豆饮

【组成】小白菜、芹菜、苦瓜、柿子椒、柠檬、苹果、绿豆、蜂蜜各适量。

【做法】先将绿豆煮30分钟，滤其汁；将小白菜、芹菜、苦瓜、柿子椒、苹果分别洗净切段或切块，搅汁，调入绿豆汁，滴入柠檬汁，加蜂蜜调味饮用。每日 1 ~ 2 次。

【功效】清热解毒、杀菌。

2. 海带绿豆汤

【组成】海带、绿豆各 15 克，甜杏仁 9 克，玫瑰花 6 克，红糖适量。

【做法】将玫瑰花用布包好，与海带、绿豆、甜杏仁同煮后，去玫瑰花，加红糖食用。每日 1 剂，连用 30 日。

【功效】活血化瘀，软坚消痰。适用于粉刺久治不愈，反复发作者。

3. 芹菜雪梨饮

【组成】芹菜 100 克，雪梨 130 克，西红柿 150 克，柠檬 30 克。

【做法】将上四味一同捣烂，绞汁服用，每日 1 剂。

【功效】清热，润肤。

4. 绿豆薏苡仁汤

【组成】绿豆、薏苡仁各 25 克，山楂 10 克。

【做法】将绿豆、薏苡仁、山楂洗净，加清水 500 克，泡 30 分钟后煮开，沸腾几分钟后即停火，不要揭盖，焖 15 分钟即可，当茶饮。

【功效】清热利湿，解毒。每天 3 ~ 5 次，适用于油性皮肤。

5. 香蕉荷叶山楂汤

【组成】香蕉 2 根，山楂 30 克，荷叶 1 张。

【做法】将荷叶剪成小块，山楂洗净，香蕉切段。加水 500 毫升，煎至 300 毫升，分两次食香蕉喝汤。

【功效】健脾祛湿，润肠通便。用于治疗痤疮。

6. 绿豆百合汤

【组成】绿豆、百合各适量，冰糖少许。

【做法】煮汤，服食。

【功效】清肺除湿，解毒通腑。对丘疹性痤疮有效。

7. 杏仁茶

【组成】甜杏仁（晒干研粉）、荸荠粉、玉米粉各适量，冰糖少许。

【做法】水煮调饮。

【功效】清热化痰，润肠通便。适用于丘疹性或囊肿性痤疮。

8. 山楂莲叶茶

【组成】山楂 15 克，莲叶 10 张，冰糖少量。

【做法】水煎代茶。

【功效】清热化痰，祛水散结。适用于丘疹性或聚合性痤疮，常服有效。

9. 山楂香蕉汤

【组成】山楂30克，香蕉2根，冰糖适量。

【做法】水煮服食。

【功效】清热润肠，化痰散瘀。适用于结节性、囊肿性或聚合性痤疮，伴面部脂溢或大便不畅者。

10. 冬瓜齿苋汤

【组成】马齿苋30克，鱼腥草30克，冬瓜60克（连皮，冬季用冬瓜皮20克），食盐少量。

【做法】水煮煎汤，加食盐调味，去渣喝汤（亦可连渣服食）。

【功效】泻热除湿，解毒消肿。适用于脓疱性或聚合性痤疮。

11. 八宝莲子粥

【组成】湘莲肉工、怀山药、百合、芡莨、薏苡仁、白扁豆各10克，红枣10个，粟米30克，白砂糖适量。

【做法】将湘莲肉工、怀山药、百合、芡莨、薏苡仁、白扁豆、红枣、粟米共煮粥，加白砂糖，带渣服食。

【功效】健脾补血，清热除湿。适用于萎缩性或恶病质性痤疮。

12. 龙眼粟米粥

【组成】龙眼肉、怀山药各10克，薏米仁15克，粟米30克，白糖适量。

【做法】将龙眼肉、怀山药、薏米仁、粟米共煮粥，加白糖，带渣服食。

【功效】清利湿热，益气养血。适用于恶病质性痤疮。

13. 芪枣芹菜汤

【组成】黄芪10克，大枣10个，鲜芹菜50克。

【做法】以上三味水煎服，每日1剂，连服7～10日。

【功效】益气健脾，清热利湿。主治肺胃血热型痤疮。

14. 桃仁山楂粥

【组成】桃仁、山楂各9克，粳米100克，白糖适量。

【做法】将桃仁、山楂水煎取汁，调入粳米粥内，加入白糖服食。日1剂，连服7～10日。

【功效】活血化瘀，润肤散结。主治湿阻血瘀型痤疮。

15. 杷叶菊花米粥

【组成】枇杷叶 9 克，菊花 6 克，生石膏 15 克（没有生石膏也可），粳米 60 克。

【做法】粳米淘洗干净。取净锅加水 1 200 毫升，将枇杷叶、菊花、生石膏三味和粳米一同放入。用文火煮粥，滚开后以小火煮熬，待粳米软烂后停火即成。每日 1 剂，分 3 次服完。连服 10 ~ 15 日。

【功效】清肺泻热。对治疗痤疮有良效，适用于肺胃积热型粉刺。

16. 百合荷叶粥

【组成】鲜百合、鲜荷叶各 30 克，糯米 50 克，冰糖适量。

【做法】百合剥皮去须，洗净切碎，荷叶洗净，加糯米与水，煮至米烂汤稠，加入冰糖。早晚分服，20 日为 1 个疗程。

【功效】润肺清心，滋养肺胃，清肺泻热。适用于痤疮。

17. 板蓝根丝瓜汤

【组成】板蓝根 20 克，丝瓜 250 克，精盐适量。

【做法】将板蓝根洗净，丝瓜洗净，连皮切片，备用；砂锅内加适量水，放入板蓝根、丝瓜片，大火烧沸，改用文火煮 10 ~ 15 分钟，去渣，调入精盐即可。每日 1 剂，同时配合药液外洗患处。

【功效】清肺泻热。适用于痤疮。

18. 山楂冬瓜仁

【组成】生山楂、冬瓜仁各 15 克，马蹄粉 30 克，冰糖适量。

【做法】将山楂洗净切片，马蹄粉调成糊状。将山楂和冬瓜仁放入锅中，加水用中火烧开，改用小火煮 10 分钟后，放入冰糖，然后将马蹄粉糊徐徐倒入锅中，边倒边搅，烧开后即成。当点心吃，每日 2 次。

【功效】清肺热，利湿热。主治丘疹性痤疮，伴有纳差，口干，尿赤者。

19. 山楂瓜仁荸荠糊

【组成】生山楂、冬瓜仁各 15 克，荸荠粉 30 克，冰糖少许。

【做法】将生山楂、冬瓜仁、荸荠粉同放入锅中，加水煮成糊后，调入冰糖即成。

【功效】清肺热。对丘疹性、囊肿性痤疮有良好的疗效。

20. 绿豆薏仁汤

【组成】绿豆、薏仁各 25 克，薄荷 8 克，白糖 50 克。

【做法】将绿豆、薏仁淘洗干净，放入锅中，加适量清水，用旺火煮沸后，改用小火煮熟，调入白糖、薄荷煮沸，放凉可食。

【功效】清热解毒，利湿透疹。适用于痤疮、疮疹红肿。

21. 马齿苋百合汤

【组成】马齿苋、鱼腥草、地骨皮、百合各 25 克，冰糖少许。

【做法】将马齿苋、鱼腥草、地骨皮、百合用水煎后去渣，调入适量冰糖，代茶饮用。

【功效】清热解毒。适用于脓疱性、结节性或聚合性痤疮。

22. 红萝卜芹菜汁

【组成】红萝卜（中等大小）1 个，芹菜 150 克，洋葱 1 个。

【做法】洗净后放入搅汁机中搅汁饮用，每日 1 次。

【功效】清热解毒，祛火。可辅助防治痤疮。

23. 枇杷叶膏

【组成】鲜枇杷叶 1 000 克，蜂蜜适量。

【做法】将鲜枇杷叶洗净去毛，加 8 000 毫升水，煎煮 3 小时后过滤去渣，再浓缩成膏，兑入蜂蜜混匀，贮存备用。每次吃 10～15 克，每日 2 次。

【功效】清解肺热，化痰止咳。适用于痤疮、酒糟鼻等。服药期间忌食辛辣刺激性食物及酒类。

24. 黑豆坤草粥

【组成】益母草 30 克，苏木 15 克，桃仁 10 克，黑豆 150 克，粳米 250 克，红糖适量。

【做法】先将益母草、苏木、桃仁用水煎煮 30 分钟，弃渣取汁，再将黑豆加药汁和适量水，煮至八成熟，加入粳米煮粥，粥烂时加入红糖即可食用。每日早、晚各吃一小碗。

【功效】活血清热。适用于痤疮。

25. 海藻薏苡杏仁粥

【组成】海藻、昆布、甜杏仁各 9 克，薏苡仁 30 克。

【做法】将海藻、昆布、甜杏仁加适量水煎煮，弃渣取汁液，再与薏苡仁适量煮粥食用，每日 1 次，3 周为 1 个疗程。

【功效】活血化瘀，消炎软坚。适用于痤疮。

26.果菜防痤汁

【组成】苦瓜、黄瓜、芹菜、梨、橙子、菠萝各适量。

【做法】将苦瓜去籽，菠萝去皮，切块。将黄瓜、芹菜、梨、橙子、苦瓜、菠萝一同搅汁，调入蜂蜜饮服。每日 1～2 次。

【功效】清热解毒，杀菌。适用于防治痤疮。

附：痤疮调护期间饮食宜忌

①宜吃富含维生素 A 和维生素 B 的食物

维生素 A 有益于上皮细胞的增生，能防止毛囊角化，消除粉刺，调节皮肤汗腺功能，减少酸性代谢产物对表皮的侵蚀。含维生素 A 丰富的食物有：金针菇、胡萝卜、西兰花、小白菜、茴香菜、荠菜、菠菜、动物肝脏等。

维生素 B2 能促进细胞内的生物氧化过程，参与糖、蛋白质和脂肪的代谢。各种动物性食品中如动物内脏、瘦肉以及乳类、蛋类及绿叶蔬菜均含有丰富的维生素 B2。

维生素 B6 参与不饱和脂肪酸的代谢，对本病防治大有益处。含维生素 B6 丰富的食物有：蛋黄、瘦肉类、鱼类、豆类及白菜等。富含锌的食物也有控制皮脂腺分泌和减轻细胞脱落与角化作用，如瘦肉类、牡蛎、海参、海鱼、鸡蛋、核桃仁、葵花子、苹果、大葱、金针菇等。

②宜食清凉祛热食品

痤疮患者大多数有内热，饮食应多选用具有清凉祛热、生津润燥作用的食品，如瘦猪肉、猪肺、兔肉、鸭肉、蘑菇、木耳、芹菜、油菜、菠菜、苋菜、莴笋、苦瓜、黄瓜、丝瓜、冬瓜、西红柿、绿豆芽、绿豆、黄豆、豆腐、莲藕、西瓜梨、山楂、苹果等。

③忌食肥甘厚味

凡含油脂丰富的动物肥肉、鱼油、动物脑、蛋黄、芝麻、花生及各种糖和含糖高的糕点等食品最好少吃。

④忌食辛辣温热食物

辛辣温热的食物能刺激机体，常常导致痤疮复发。如酒、浓茶、咖啡、辣椒、大蒜、韭菜、狗肉、雀肉、虾等均不宜食用。此外属甘温的食品，如羊肉、鸡肉、南瓜、芋艿、龙眼、栗子、鲤鱼、鲢鱼等也应少吃。

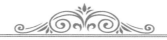

荨麻疹

一、概述

荨麻疹俗称风疹块，是由于皮肤、黏膜小血管扩张及渗透性增加而出现的一种局限性水肿反应，通常在 2 ~ 24 小时内消退，但消退后还会发生新的皮疹。病程常迁延数日至数月。

中医称荨麻疹为瘾疹，是一种皮肤出现红色或苍白风团，时隐时现的瘙痒性、过敏性皮肤病。《医宗金鉴·外科心法要诀》云："此证俗名鬼饭疙瘩，由汗出受风，或露卧乘凉，风邪多中表虚之人。初起皮肤作痒，次发扁疙瘩，形如豆办，堆累成片，日痒甚者，宜服秦艽牛蒂汤，夜痒重者，宜当归饮子服之。"本病以皮肤上出现瘙痒性风团，发无定处，骤起骤退，消退后不留任何痕迹为临床特征。一年四季均可发病，老幼都可罹患，约有 15% ~ 20% 的人一生中发生过本病。临床上可分为急性和慢性两种，急性者骤发速愈，慢性者可反复发作。中医古代文献又称风瘩瘤、风疹块、风疹等。

1. 病因病机

本病总因禀赋不耐，人体对某些物质过敏所致。可因卫外不固，风寒、风热之邪客于肌表；或因肠胃湿热郁于肌肤；或因气血不足，虚风内生；或因情志内伤，冲任不调，肝肾不足，而致风邪搏结于肌肤而发病。

2. 临床诊断

皮肤上突然出现风团，色白或红或正常肤色；大小不等，形态不一；局部出现，或泛发全身，或稀疏散在，或密集成片；发无定时，但以傍晚为多。风团成批出现，时隐时现，持续时间长短不一，但一般不超过24小时，消退后不留任何痕迹，部分患者一天反复发作多次。自觉剧痒、烧灼或刺痛。部分患者搔抓后随手起条索状风团。少数患者在急性发作期出现气促、胸闷、呼吸困难、恶心呕吐、腹痛腹泻、心慌心悸等症状。急性者发病急来势猛，风团骤然而起，迅速消退，瘙痒随之而止；慢性者反复发作，经久不愈，病期多在1～2个月以上，甚至更久。

二、调护要点

荨麻疹患者日常生活中应留意并寻找可疑病因，避免食用可疑致敏食物或药物，避免接触甲醛、香水、动物毛发等可疑致敏物。禁食辛辣、鱼腥等物。尽量避免进食最常见的诱发食物，包括贝壳类（虾、蟹、软体动物等水产品）、鸡蛋、牛奶、花生、坚果、番茄、草莓、巧克力等。由于各种食品添加剂常作为荨麻疹诱发因素，因此还需避免进食含食品添加剂的加工食物。在生活上应避风寒，调情志，慎起居。

荨麻疹的治疗首先寻找病因并予以去除。对于发病的病因，大多数情况常用对症治疗。除口服中药外，还常用外洗、放血等疗法。

1. 风热犯表

症候：风团鲜红，灼热剧痒，遇热则皮损加重，伴发热恶寒，咽喉肿痛，舌质红，苔薄白或薄黄，脉浮数。

治法：疏风清热。

主方：消风散加减。

常用药：金银花、连翘、淡竹叶、鱼腥草、牛蒡子、蝉蜕、薄荷、荆芥、防风、浮萍、芦根、白鲜皮。

2. 风寒束表

症候：风团色白，遇风寒加重，得暖则减，口不渴，舌质淡，苔白，脉浮紧。

治法：疏风散寒。

主方：桂枝汤或麻黄桂枝各半汤加减。

常用药：桂枝、麻黄、白芍、大枣、紫苏叶、防风、荆芥、杏仁、生姜。

3. 血虚风燥

症候：风团反复发作，迁延月久，午后或夜间加剧，伴心烦易怒，口干，手足心热，舌红少津，脉沉细。

治法：养血祛风润燥。

主方：当归饮子加减。

常用药：生地、麦冬、白芍、玄参、当归、防风、荆芥、蒺藜、丹皮。

三、食疗方法

1. 牛蒡蝉蜕酒

【组成】牛蒡子（或根）500 克，蝉蜕 30 克，黄酒 1 500 克。

【做法】将牛蒡子打碎（若为根切片），同蝉蜕一起置于干净容器内，加入黄酒，密封浸泡，每日振摇 1 ~ 2 次，经 7 日后开封。每日 2 次，每次食后饮上清液 30 克。

【功效】疏风清热。

2. 红枣炖猪胰

【组成】猪胰 1 个，红枣 250 克，食盐适量。

【做法】先将猪胰洗净，切成小块，炒熟；红枣洗净。锅内加水 1 500 毫升，放入红枣、猪胰及食盐，小火炖 30 分钟至熟。

【功效】健脾补肺，补气养颜。

3. 生姜桂枝粥

【组成】生姜 10 片，桂枝 3 克（研末），粳米 50 克，红糖 30 克。

【做法】煮稀粥食，每日 1 ~ 2 次。

【功效】疏风散寒，祛风止痒。

4. 防风苏叶猪瘦肉汤

【组成】防风 15 克，苏叶 10 克，白鲜皮 15 克，猪瘦肉 30 克，生姜 5 片。

【做法】将前三味中药用干净纱布包裹和猪瘦肉、生姜一起煮汤，熟时去药包裹，饮汤吃猪瘦肉。

【功效】疏风散寒，祛风止痒。

5. 黄芪内金粥

【组成】糯米 100 克，赤小豆 20 粒，黄芪、薏苡仁各 5 克，鸡内金粉 3 克。

【做法】将糯米、赤小豆、薏苡仁洗净后放入适量清水泡 30 分钟后煮 30 分钟，加入黄芪煮约 20 分钟，再撒入鸡内金粉略煮片刻，即可食用。

【功效】祛湿和胃。

6. 丰肌米粥

【组成】大米 150 克，山药、熟地黄、白茯苓各 30 克，红糖 2 匙。

【做法】将山药、熟地黄、白茯苓加水置火上煎后取汁备用。将大米淘洗干净后加水与上药汁一起放入锅中置小火上煮至米烂粥稠，再撒上红糖搅拌均匀，即可食用。

【功效】健脾养胃，排毒补血。

7. 芋头茎煲猪排骨

【组成】芋头茎 50 克，猪排骨 100 克。

【做法】将芋头茎洗净切块，猪排骨洗净切块，同放砂锅中加适量水文火煲熟食，每日 2 次。

【功效】除热散风，养血息风。

8. 马齿苋粥

【组成】大米 100 克，马齿苋 30 克，白糖 1 大匙。

【做法】将马齿苋洗净 2 厘米左右小块。将大米淘净放入清水中浸泡30 分钟，捞出沥干待用。将锅内放入清水用旺火煮沸后用小火煮 30 分钟，然后加入马齿苋继续煮 10 分钟，再加入白糖搅拌匀即可。

【功效】清热解毒。

9. 绿豆甘草汤

【组成】绿豆 150 克，甘草 60 克。

【做法】将绿豆、甘草洗净，入砂锅加水 500 毫升，先用武火，后文火，煮 15 分钟左右，去渣取汤汁，频频服用。

【功效】清热解毒。

10. 归芪防风瘦肉汤

【组成】当归 20 克，黄芪 20 克，防风 10 克，猪瘦肉 60 克。

【做法】将前三味中药用干净纱布包裹，与猪瘦肉一起炖熟，饮汤食猪瘦肉。

【功效】疏风解表，益气养血。

11. 益气补血粥

【组成】大米 100 克，当归 10 克，川芎 3 克，黄芪、红花各 5 克，米酒、鸡汤适量。

【做法】将当归、川芎、黄芪用米酒洗净捞出沥干切成薄片，与红花一起装入布袋中，再加入鸡汤和适量的水煎煮取汁；大米淘洗净捞出沥干待用。坐锅点火加入适量清水，先下入大米药汁，用旺火煮沸去掉浮沫，再用小火煮至粥成即可。

【功效】益气补血，祛风止痒。

12. 陈皮黄芪猪肚粥

【组成】大米 150 克，陈皮 10 克，黄芪 20 克，猪肚 100 克，生姜、大葱各 10 克，盐、味精各适量。

【做法】将陈皮去白，切成细丝，黄芪洗净切成薄片。猪肚洗净，切成细丝。姜、葱均切成细丝备用。将大米、陈皮、黄芪、猪肚一同加 1 200 毫升清水，用武火烧沸，再用文火熬煮 35 分钟，最后加入盐、味精调味即成。

【功效】理气养血，祛风止痒。

13. 冬瓜菊花赤芍汤

【组成】冬瓜皮（经霜）20 克，黄菊花 15 克，赤芍 12 克，蜂蜜少许。

【做法】将上述食材加水煎，当茶饮。

【功效】疏散风热，凉血止痒。适合风热引起的荨麻疹患者饮用。

14. 姜醋木瓜汤

【组成】米醋 100 毫升，木瓜 60 克，生姜 9 克。

【做法】三味共放砂锅中煎煮，待醋煮干时，取出木瓜、生姜。

【功效】祛风。适用于风寒外袭引起的荨麻疹（症见皮疹色淡红或白，遇冷或吹风后加重，得暖则轻）。

15. 芪术防风小麦红枣汤

【组成】北芪 18 克，白术 15 克，防风 9 克，浮小麦 18 克，红枣 20 克。

【做法】五味煎汤服，吃红枣、小麦。

【功效】益气固表止汗。适用于卫阳不固引起的荨麻疹，即发疹于出汗之后。

16. 全蝎蛋

【组成】全蝎 1 只，鸡蛋 1 个。

【做法】在鸡蛋顶部开一个小孔，将全蝎洗净塞入，小孔向上，放容器内蒸熟。弃蝎食蛋，每日 2 次，5 日为 1 个疗程。

【功效】疏风止痒。适用于慢性荨麻疹。

17.艾叶酒剂

【组成】生艾叶10克，白酒100毫升。

【做法】用上药共煎至药酒剩余50毫升左右。顿服，每日1次，连服3日。

【功效】祛风散寒，调和营卫。适用于风寒型荨麻疹，症见风块色淡，受凉则发，舌苔淡白。

18.黄酒黑芝麻

【组成】黄酒、黑芝麻、白糖各适量。

【做法】黑芝麻入锅微炒，研细末，装瓶备用。每次取黑芝麻、黄酒各3汤匙，隔水炖煮，待水沸续煮15分钟，入白糖即成。早晚各一次，饭后两小时服用即可。

【功效】补益肝肾，滋润胃肠。适用于荨麻疹。

19.姜糖醋饮

【组成】生姜50克，红糖、米醋各100克。

【做法】生姜切丝入锅，加清水200毫升，煮汁100毫升，再放入红糖、米醋，煎至糖溶化为度，出锅晾凉即成。1日1剂，分3次服食，连服5～7日。

【功效】健脾胃，抗过敏。适用于食物过敏引起的荨麻疹。

20.芋梗干饮

【组成】芋梗干50克，冰糖适量。

【做法】芋梗干洗净切碎，与冰糖加水同煮，炖熟即成。每日1剂，饮汤吃菜，5天为1个疗程。

【功效】清热凉血。适用于荨麻疹。

21.韭菜甘草煎

【组成】韭菜、甘草各15克。

【做法】取汁水煎。饮汁，每日1剂。

【功效】解毒散血。适用于荨麻疹。

22.冬瓜皮茶

【组成】冬瓜皮不拘量。

【做法】水煎取汁。代茶频饮。

【功效】清热除毒。适用于荨麻疹。

23. 枸杞乌蛇粥

【组成】枸杞、乌蛇各 18 克，玫瑰花 3 克，桃仁 9 克，粳米 60 克。

【做法】前四味煎汤，去渣后与粳米同煮做粥。每日 1 剂，10 ～ 15 天为 1 个疗程。

【功效】活血化瘀，祛风通络。适用于冲任失调引起的荨麻疹。

24. 香菜汤

【组成】香菜 50 克，精盐、味精各少许。

【做法】香菜洗净，入沸水锅中煮 5 分钟，滤取药汁，以精盐、味精调味即成。代茶饮服，每日 1 剂。

【功效】辛凉透表，散风止痒。适用于外感风热引起的荨麻疹。

25. 牛蒡蝉蜕酒

【组成】牛蒡根 500 克，蝉蜕 30 克，黄酒 1 500 毫升。

【做法】牛蒡根切片，与蝉蜕共置黄酒中，浸泡 3 ～ 5 日后开封，滤渣。饭后饮酒 1 ～ 2 杯。

【功效】散风除热，消肿除毒。适用于荨麻疹。

慢性咽炎

一、概述

慢性咽炎主要为慢性感染所引起的弥漫性咽部黏膜炎症。其症状主要表现为：咽部不适，有异物感，总感到咽部有咽不下又吐不出的东西，刺激咳嗽，干燥、发胀、堵塞、瘙痒等。其主要病因有屡发急性咽炎、长期粉尘或有害气体刺激、烟酒过度或其他不良生活习惯以及鼻窦炎分泌物刺激。

慢性咽炎，中医称之为虚火喉痹，"喉痹"一词，最早见于《黄帝内经》，如《素问·阴阳别论》："一阴一阳结，谓之喉痹。"虚火喉痹是指由于脏腑虚损，虚火上炎熏灼咽喉而致的咽喉病变，临床上以长期咽喉干燥感、痛痒不适、咽内异物感及干咳少痰为特征。本病起病缓，病程长。多因风热喉痹治疗不及时或不彻底，留邪伤阴而成；或素体阴虚，脏腑虚损，虚火上炎而成。预后一般较好。

中医学认为，虚火喉痹常因脏腑虚损，耗伤阴分，虚火上炎于咽喉而致；或因风热喉痹、风热乳蛾失治或治疗不彻底，令阴液耗损，虚火上炎而为病。通过中医食疗可增强机体免疫力，预防外邪侵袭，改善慢性咽炎的症状。

1.病因病机

本病主要由脏腑虚损，咽喉失养及痰凝血瘀，结聚咽喉所致。

（1）肺肾阴虚，虚火上炎

温热病后，或劳伤过度，耗伤肺肾阴液，使咽喉失于滋养，加之阴虚则虚火亢盛，虚火上炎，灼于咽喉，发为喉痹。

（2）脾胃虚弱，咽喉失养

因思虑过度，劳伤脾胃，或饮食不节，或久病伤脾，致脾胃受损，水谷精微生化不足，津不上承，咽喉失养则发为喉痹。

（3）脾肾阳虚，咽失温煦

因操劳过度，或久病误治，或过用寒凉之品，以至脾肾阳虚，肾阳虚则虚阳浮越，上扰咽喉；或脾肾阳气亏损，失去温运固摄功能，寒邪凝闭，阳气无以上布于咽而为病。

（4）痰凝血瘀，结聚咽喉

饮食不节，损伤脾胃，运化失常，水湿停聚为痰，凝结咽喉；或喉痹反复发作，余邪滞留于咽，久则经脉瘀滞，咽喉气血壅滞而为病。

2.临床诊断

（1）病史

多有咽痛、咽部不适反复发作史。

（2）临床表现

咽干、咽痒、咽部微痛及灼热感、咽喉异物阻塞感及梗阻不利等咽喉不适的症状；常晨起时出现频繁的刺激性咳嗽，伴恶心；在气候变化、劳累、吸烟、用嗓过度后症状可加剧。

（3）辅助检查

咽黏膜呈慢性弥漫性充血、肿胀，咽后壁或见脓点；或见咽黏膜肥厚增生，咽后壁颗粒状隆起；或见咽黏膜干燥、萎缩变薄。

3.辨证思路

（1）辨脏腑

慢喉痹病位虽在咽喉，但与肺、脾、肾三脏功能失常关系密切。

（2）辨虚实

慢喉痹以虚证居多，以阴阳俱虚为主，伴有虚火上炎。

二、调护要点

慢性咽炎患者要注意劳逸结合，适当进行体育锻炼，保持健康规律的作息，清淡饮食，保持口腔清洁，避免烟酒刺激，保持良好的心态，从而提高自身机体免疫力；避免接触粉尘、有害气体、刺激性食物和空气质量差的环境等对咽黏膜不利的刺激因素；避免长期过度用声；尽量避免接触导致慢性过敏性咽炎的致敏原。

慢性咽炎的治疗应从中西医结合入手，以辨证论治为主，配合局部用药，以取得较好的疗效。

1.肺肾阴虚，虚火上炎证

症候：咽部干燥，灼热疼痛不适，午后较重，或咽部异物感，干咳痰少而稠或痰中带血，午后潮热，盗汗颧红，手足心热，舌质红少津，脉细数。检查可见咽部黏膜潮红，咽后壁淋巴滤泡增生，或咽部黏膜干燥少津。

辨证要点：咽干灼热、干咳痰少而稠或痰中带血，午后潮热，盗汗颧红，手足心热，舌红少津，脉细数。

治法：滋养阴液，降火利咽。

主方：养阴清肺汤。

常用药：玄参、桔梗、香附、郁金、合欢皮、山茱萸、山药、知母等。

2.脾胃虚弱，咽喉失养证

症候：咽喉梗塞不利或痰黏着感，咽燥微痛，口干而不欲饮或喜热饮，易恶心作呕，或时有呃逆反酸，若受凉、疲倦、多言则症状加重。平素容易感冒，倦怠乏力，短气懒言，动则汗出，胃纳欠佳，或腹胀大便不调，舌质淡红边有齿印，舌苔薄白，脉细弱。检查见咽黏膜淡红或微肿，淋巴滤泡增生，可呈扁平或融合，或有少许分泌物附着。

辨证要点：口干而不欲饮或喜热饮，恶心作呕，呃逆反酸，若受凉、疲倦、多言则症状加重，倦怠乏力，短气懒言，动则汗出，舌质淡红边有齿印，舌苔薄白，脉细弱。

治法：益气健脾，升清利咽。

主方：补中益气汤。

常用药：黄芪、党参、白术、枳壳、升麻、柴胡、丹参、川芎、贝母、枳壳、玄参、麦冬、法半夏、厚朴、砂仁、藿香等。

3.脾肾阳虚，咽失温煦证

症候：咽部异物感，梗塞不利，痰涎稀白，面色苍白，形寒肢冷，腰膝冷痛，腹胀纳呆，下利清谷，舌质淡嫩，舌体胖，苔白，脉沉细弱。检查见咽部黏膜淡红，咽后壁清稀痰涎。

辨证要点：痰涎稀白，面色苍白，形寒肢冷，腰膝冷痛，下利清谷，舌淡，苔白，脉沉细弱。

治法：补益脾肾，温阳利咽。

主方：附子理中丸。

常用药：附子、干姜、肉桂、杜仲、法半夏、陈皮、茯苓、砂仁、木香、茯苓等。

4. 痰凝血瘀，结聚咽喉证

症候：咽部异物感、痰黏着感、焮热感，或咽微痛，痰黏难咯，咽干不欲饮，易恶心呕吐，胸闷不适，舌质暗红或有瘀斑瘀点，苔白或微黄，脉弦滑。检查见咽黏膜暗淡或暗红，咽后壁滤泡增多或融合成片，咽侧索肥厚。

辨证要点：痰黏难咯，舌质暗红或有瘀斑瘀点，苔白或微黄，脉弦滑。

治法：化痰散结，祛瘀利咽。

主方：贝母瓜蒌散。

常用药：瓜蒌、贝母、茯苓、橘红、桔梗、赤芍、牡丹皮、桃仁、杏仁、紫菀、款冬花、法半夏、香附、枳壳、郁金等。

三、食疗方法

1. 雪梨冰糖粥

【组成】雪梨 150 ~ 200 克，粳米 10 克，冰糖 30 克。

【做法】将雪梨洗净，去皮、核，切成小块，与冰糖一同放入将熟的粳米粥内，再熬至熟即成。每日 1 剂。

【功效】清热润肺，化痰止咳。适用于肺热型慢性咽炎。

2. 胖大海茶

【组成】胖大海 3 枚，冰糖适量。

【做法】先将胖大海用温水洗净，再与冰糖一起用沸水冲泡 15 分钟。每日 1 剂，代茶饮用。

【功效】清热润肺，利咽解毒。适用于急慢性咽炎、喉炎、扁桃体炎，症见咽喉肿痛，或咽痒作咳。

3. 菊花茶

【组成】菊花、鲜茶叶各 30 克 (干品各 15 克)。

【做法】将上两味剪碎，共捣取汁，用凉开水 40 毫升冲和即可，品则煎汤代茶。每日 1 剂，不拘时饮用。

【功效】清热利咽，消肿止痛。适用于急慢性咽喉炎、咽喉肿痛、刺痒不适等症。

4. 蜂蜜蒸梨

【组成】蜂蜜30克，白梨1个。

【做法】将上两味蒸熟食用。

【功效】补益肺胖。主治慢性咽炎，属肺脾气虚型，症见咽喉干燥疼痛，或咽中有异物感、倦怠乏力，纳呆便溏。

5. 咽炎茶

【组成】金银花、菊花各10克，胖大海3枚。

【做法】将药放入开水瓶中，冲入沸水大半瓶，瓶塞塞严15分钟后，代茶频频饮用，1日内饮完。

【功效】清热降火，润喉化痰。治慢性咽喉炎，经年不愈者。

6. 罗汉雪梨汤

【组成】罗汉果2个，雪梨1个，白糖适量。

【做法】将罗汉果洗净捣碎，雪梨去皮核、切片，共置锅内，加水煎汤，调入白糖即成。每日1剂，连服7～10日。

【功效】滋阴降火，润肺利咽。适用于虚火型慢性咽炎。

7. 二至导赤汤

【组成】女贞子、旱莲草各15克，生地、竹叶各10克，生甘草6克。

【做法】水煎，分多次饮服。

【功效】清热养阴，补肾养肝。适用于思虑烦劳，引动心火，而见咽部不适，舌尖干赤者。

8. 罗汉果茶

【组成】罗汉果1个。

【做法】将罗汉果捣碎,用沸水冲泡10分钟后,不拘时饮服。每日1～2次，每次1个。

【功效】清肺化痰，止渴润喉。适用于慢性咽喉炎，肺阴不足、痰热互结而出现的咽喉干燥不适，喉痛失音，或咳嗽口干等。

9. 橄榄茶

【组成】橄榄2枚，绿茶1克。

【做法】将橄榄连核切成两半，与绿茶同放入杯中，冲入开水，加盖焖 5 分钟后饮用。

【功效】清肺利咽，生津。适用于慢性咽炎，咽部有异物感者。

10. 大海生地茶

【组成】胖大海 5 枚，生地 12 克，冰糖 30 克，茶适量。

【做法】上药共置热水瓶中，沸水冲泡半瓶，盖焖 15 分钟左右，不拘次数，频频代茶饮。根据患者的饮量，每日 2 ~ 3 剂。

【功效】清肺利咽，滋阴生津。用于慢性咽喉炎属肺阴亏虚者，如声音嘶哑，多语则喉中燥痒或干咳，喉部暗红，声带肥厚，甚则声门闭合不全，声带有小结，舌红苔少等。对于肺阴不足、虚火夹实之慢性喉炎而兼大便燥结者，用之最宜。

11. 橄榄海蜜茶

【组成】橄榄 3 克，胖大海 3 枚，绿茶 3 克，蜂蜜 1 匙。

【做法】先将橄榄放入清水中煮片刻，然后冲泡胖大海及绿茶，盖焖片刻，入蜂蜜调匀，徐徐饮之。每日 1 ~ 2 剂。

【功效】清热解毒，利咽润喉。主治慢性咽喉炎，咽喉干燥不舒，或声音嘶哑等属阴虚燥热证者。

12. 二绿女贞茶

【组成】绿萼梅、绿茶、橘络各 3 克，女贞子 6 克。

【做法】先将女贞子捣碎后，与前三味共入杯内，以沸水冲泡即可。每日 1 剂，不拘时饮服。

【功效】养阴利咽，行气化痰。对肝肾阴虚、虚火上浮、气郁痰结之咽痛不适、咽喉异物感饮之有良益。

13. 桑菊杏仁茶

【组成】桑叶 10 克，菊花 10 克，杏仁 10 克，冰糖适量。

【做法】将杏仁捣碎后，与桑叶、菊花、冰糖共置保温瓶中，加沸水冲泡，盖焖约 15 分钟后，即可当茶水饮用，边饮边加开水，每日 1 剂。

【功效】清热疏风，化痰利咽。

14. 双根大海茶

【组成】板蓝根 15 克，山豆根 10 克，甘草 10 克，胖大海 5 克。

【做法】上药共置保温瓶中，用沸水冲泡，盖焖 20 分钟后即可当茶水饮用。也可加水煎煮后，倒入保温瓶中慢慢饮用，每天 1 剂。

【功效】清热，解毒，利咽。适用于慢性咽炎咽喉疼痛明显者。

15. 清音茶

【组成】胖大海 5 克，蝉衣 3 克，石斛 15 克。

【做法】水煎，代茶饮。

【功效】养阴润喉，利咽治喑。适用于慢性咽炎伴有声音嘶哑者。

16. 山楂利咽茶

【组成】生山楂 20 克，丹参 20 克，夏枯草 15 克。

【做法】使用时，先用清水洗去浮尘，然后加水煎 30 分钟后，滤取药汁，每日数次，当茶频饮。

【功效】活血散结，清热利咽。适用于慢性咽炎而咽部淋巴滤泡增生明显者。

17. 咸橄榄麦冬饮

【组成】咸橄榄 4 个，麦冬 30 克，芦根 20 克。

【做法】将这三味药加水 2 碗半，煎至 1 碗，去药渣，分数次服用。

【功效】养阴清热，生津润燥。尤其适宜慢性咽炎患者服用。

18. 荸荠萝卜汁

【组成】荸荠、鲜萝卜各 500 克。

【做法】将荸荠洗净去皮，鲜萝卜洗净切块，同放搅汁机内搅拌成汁。每日饮汁数小杯，连服 3 ~ 5 日。

【功效】清热利咽，开音化痰。适用于咽喉肿痛、声嘶、目赤等症。

19. 枸杞粥

【组成】优质枸杞子 15 克，糯米 150 克。

【做法】将糯米、枸杞子分别洗净，加水放置 30 分钟，以文火煮制成粥即可。每天服用 1 小碗。

【功效】滋阴润喉。适用于慢性咽炎、咽喉干燥者。

20. 银耳沙参鸡蛋饮

【组成】银耳 10 克，北沙参 10 克，鸡蛋 2 个，冰糖适量。

【做法】将银耳水泡分开成小朵洗净，与北沙参一同放入砂锅内，加适量清水，武火煮开后，改用文火煲 1 小时。打入鸡蛋，加入冰糖搅匀，再煲片刻即可。吃银耳、鸡蛋、北沙参。每日 1 次。

【功效】养阴清热，润肺。适用于治疗阴虚肺燥引起的咽干喉痛。

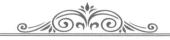

一、概述

胃肠炎是胃肠黏膜及其深层组织的出血性或坏死性炎症。其临床表现以严重的胃肠功能障碍和不同程度的自体中毒为特征。胃肠炎可分为慢性胃肠炎和急性胃肠炎两种。慢性胃肠炎最常见的症状是腹泻，每日1次或多次；急性胃肠炎主要是由不洁饮食引起，常常因为各种细菌的感染，如痢疾杆菌、沙门氏菌属感染等。

本病属于中医泄泻、呕吐、胃脘痛等范畴。

1. 病因病机

急性胃肠炎属中医呕吐、泄泻等范畴。亦有将轻者称之为"发痧"，而将剧烈腹痛，频频呕吐，腹泻，甚至四肢厥冷、面目凹陷脱水等重症称谓"霍乱"。本病的发生，主要由时邪外感及饮食不洁所致。风寒、暑、湿之邪及秽浊之气侵袭脾胃，导致脾胃运化失司，升降失常，清浊不分，从而出现呕吐腹泻等症状。

2. 临床诊断

（1）病史

病源接触史是重要的诊断特征：吃了受污染的食物，不洁、未经处理或遭污染的饮用水，接触有同样病征的患者、疫情地区旅游，都是诊断的首要怀疑特征。

（2）临床表现

①腹泻、腹痛、恶心、呕吐、发热、食欲减退、体重减轻（可能是脱

水的征象）、大量出汗、皮肤湿冷、肌肉痛或关节僵硬、大便失禁等。

②剧烈的呕吐和腹泻可以很快导致脱水，其表现有虚弱、极度口渴、少尿或尿色加深、皮肤干燥、口干、眼球下陷。严重的呕吐或腹泻可以引起低钠血症、低钾血症、低血压等。饮用大量含盐少或不含盐的水分来补充液体的病人尤易出现低钠血症。水和电解质紊乱有潜在的风险，特别是对于病重、虚弱、年幼或年老的患者，严重的病例可以出现休克和肾衰竭。

（3）辅助检查

胃肠炎通常根据症状即可诊断，但病因往往不明显。如果症状严重或持续，可行大便培养检测细菌、病毒或寄生虫。怀疑严重脱水的病人应注意监测电解质及肾功能。

3.辨证思路

（1）辨寒热虚实

粪质清稀如水，或稀薄清冷，完谷不化，腹中冷痛，胃肠鸣，畏寒喜温，常因饮食生冷而诱发者，多属寒证；粪便黄褐，臭味较重，泻下急迫，肛门灼热，常因进食辛辣燥热食物而诱发者，多属热证；病程较长，腹痛不甚且喜按，小便利，口不渴，稍进油腻或饮食稍多即泻者，多属虚证；起病急，病程短，脘腹胀满，腹痛拒按，泻后痛减，泻下物臭秽者，多属实证。

（2）辨泻下物

大便清稀，或如水样，泻物腥秽者，多属寒湿之证；大便稀溏，其色黄褐，泻物臭秽者，多系湿热之证；大便溏垢，完谷不化，臭如败卵，多为伤食之证。

二、调护要点

临床本着"急则治其标"的原则，突出止呕、止泻、止痛，然后针对病因采用散寒、理气、清热、消食、活血、祛湿、收涩、健脾、疏肝、和胃等方法，调畅胃肠气机，使邪去正安。

1.湿热内蕴型

症候：起病急骤，吐泻并作，脘腹疼痛，吐下急迫或泻而不爽，其气臭秽，肛门灼热，烦热口渴，小便短赤，舌苔黄腻，脉多滑数或濡数。

辨证要点：起病急骤，吐泻并作，其气臭秽，肛门灼热，烦热口渴，小便短赤，舌苔黄腻，脉数。

治法：清热利湿。

主方：葛根芩连汤加减。

常用药：葛根、金银花、茯苓、黄芩、车前子、黄连、通草、甘草、厚朴、薏苡仁、神曲、麦芽、山楂、连翘、薄荷、藿香等。

2. 暑热郁蒸型

症候：猝然吐泻交作，腹痛，呕吐物酸腐，泻下黄色水样便或带黏液气味臭秽，烦热，口渴，胸脘痞闷或伴有发热头重，肢体酸楚，小便短赤。舌苔黄腻，脉多濡数或滑数。

辨证要点：呕吐物酸腐，泻下黄色水样便或带黏液气味臭秽，烦热，口渴，头重，舌苔黄腻，脉数。

治法：解暑清热，利湿止泻。

主方：新加香薷饮合鸡苏散加减。

常用药：香薷、厚朴、连翘、金银花、扁豆花、滑石、甘草、薄荷、葛根、黄连、神曲、麦芽、枳实等。

3. 寒湿内困型

症候：呕吐清水，泻下清稀，甚至如水样腹痛肠鸣，脘闷食少，口淡不渴、小便清而量少，或兼有恶寒，头痛，肢体酸痛，苔白腻，脉濡缓。

辨证要点：呕吐清水，泻下清稀，甚至如水样腹痛肠鸣，恶寒，头痛。

治法：芳香化湿，散寒和冲。

主方：藿香正气散加减。

常用药：藿香、紫苏叶、大腹皮、白术、苍术、厚朴、法半夏、白芷、茯苓、桔梗、甘草、生姜、大枣、荆芥、防风、砂仁等。

4. 食滞胃肠型

症候：先吐后泻，呕吐物有酸腐气味，泻下酸腐，泻后痛减，伴有不消化之物，脘腹痞满，不思饮食，苔黄或厚腻，脉滑。

辨证要点：先吐后泻，呕吐物有酸腐气味，泻下酸腐，伴有不消化食物，脘腹痞满。

治法：消食导滞，健脾和胃。

主方：保和丸加减。

常用药：神曲、山楂、茯苓、半夏、陈皮、莱菔子、连翘、香附、厚朴、大黄、鸡内金、枳实等。

5.邪盛亡阴型

症候：吐泻频繁，发热口渴，烦躁不安，皮肤干燥，眼眶凹陷，唇干齿燥，尿短色浓，甚则昏迷，舌红绛而干枯，脉细数无力。

辨证要点：烦躁不安，眼眶凹陷，唇干齿燥，尿短色浓，甚则昏迷，舌红绛而干枯，脉细数无力。

治法：救阴存津。

主方：生脉散加减。

常用药：人参、麦冬、五味子、法半夏、知母、竹茹、葛根、黄芩、黄连、藿香、大腹皮等。

6.竭阳脱型

症候：吐下无度，口干咽燥，目眶凹陷，神昏呼吸急促，四肢厥冷，舌发红或淡暗，脉微细欲绝。

辨证要点：吐下无度，目眶凹陷，神昏呼吸急促，四肢厥冷，脉微细欲绝。

治法：回阳固脱，益气救明。

主方：参附龙牡汤合生脉散。

常用药：人参、附子、生龙骨、生牡蛎、干姜、炙甘草、麦冬、五味子等。

三、食疗方法

1.内服方

（1）风干鸡

【组成】净母鸡1只，丁香2克，白芷3克，葱、姜、盐、料酒适量。

【做法】将盐抹在鸡身上，把丁香、白芷、葱、姜塞入鸡膛内，再洒上料酒，放入盆中，次日将鸡挂在通风处两天，然后洗净，把膛内药物取出，把鸡放在盆里，加入葱、姜、料酒，隔水蒸烂为止，拣去葱、姜，趁热拆去鸡骨，把肉浸泡在汤中，随时食用。

【功效】健脾和胃。本方适用于食欲不振、恶心反胃、慢性腹泻、乏力等脾胃虚寒患者。

（2）藿香滚鸡蛋

【组成】鸡蛋 1 个，藿香 15 克。

【做法】藿香加水与鸡蛋共煮，鸡蛋不煮破，待蛋煮熟后，取出稍候，然后用鸡蛋在患儿脐部周围划圈滚动，蛋凉再煮，煮热再滚，如此反复滚动 10 ~ 15 分钟，每日 2 次。

【功效】清热健脾，除湿止泻。适用于小儿急性胃肠炎感寒腹痛腹泻。

（3）清炒马齿苋

【组成】马齿苋 300 克，生姜丝、油、盐等适量。

【做法】将马齿苋洗净，将油倒入锅中煮沸，然后放入马齿苋清炒，再加盐、生姜丝等调味品，待马齿苋炒熟后即可盛装食用。

【功效】清热，解毒，利湿。适用于脾胃湿热和热毒炽盛型的胃肠炎。

（4）桂圆核粉

【组成】桂圆核适量。

【做法】桂圆核焙干，研成细粉，每次 25 克，白开水冲服。

【功效】补中和胃。适用于急性胃肠炎。

（5）菠菜蛋羹

【组成】鸡蛋 3 个，菠菜嫩叶 100 克，虾皮、料酒、葱末适量。

【做法】把鸡蛋打碎，搅拌均匀，菠菜洗净，入沸水中焯过，再放入冷水中浸泡，把水分挤干，用刀剁成菜泥，虾皮用清水漂净，沥干。在盛鸡蛋液的碗中加入适量温水，放入菠菜泥、精盐、味精、料酒，搅拌均匀，上笼用中火蒸 12 分钟，出笼后撒上虾皮、葱花，淋上香油，即可食用。

【功效】通便清热，滋补气血。适用于胃肠炎。

（6）小茴香粳米粥

【组成】小茴香 10 ~ 15 克，粳米 50 ~ 100 克。

【做法】取小茴香煎汤取汁，加入粳米煮粥，或用小茴香 35 克研末，调入粥中。每日分 2 次，趁热服，3 天为 1 个疗程。

【功效】祛寒止痛，健脾开胃。适用于胃寒呕吐、食欲减退、脘腹胀气等症。

（7）大蒜汁

【组成】紫皮大蒜 3 ~ 5 瓣。

【做法】大蒜捣汁，温开水冲服。

【功效】温中行滞，杀菌排毒。适用于急性胃肠炎。

（8）白菜大米粥

【组成】大白菜、大米、油、盐各适量。

【做法】先煲好白粥，然后将大白菜切丝，放入白粥内煮熟，用油、盐调味食用。

【功效】养胃生津，润肠通便。适用于胃肠炎，证见胃肠热滞、大便不畅。

（9）鲜藕汁

【组成】鲜嫩藕1 500克。

【做法】将鲜嫩藕捣烂取汁，汁内加白糖调和饮用。

【功效】清热除烦，去火解毒。适用于急性胃肠炎。

（10）芦荟叶苹果汁

【组成】芦荟叶13克，苹果1个，砂糖适量。

【做法】将芦荟去叶刺切成小块，苹果去核切小块，榨汁，加砂糖调和饮用。

【功效】健胃止痛。适用于胃肠炎。

（11）马齿苋绿豆汤

【组成】鲜马齿苋120克（干品60克），绿豆60克。

【做法】锅上火，加入适量清水，放入马齿苋、绿豆，煎汤服用。

【功效】清热解毒，利水消肿。可抑制大胃肠杆菌，适用于胃肠炎。

（12）扁豆汤

【组成】白扁豆30～50克，白糖适量。

【做法】先将白扁豆洗净，放入锅中加适量水，煎取浓汁，加少许白糖调味即可。每天1剂，分2次服。

【功效】健脾和中，化清降浊，解毒除湿。

（13）山楂糖水汤

【组成】焦山楂75克，白糖50克。

【组成】将焦山楂水煎取汁，加白糖冲服。

【功用】消食化积。治急性胃肠炎属食滞胃肠者，症见腹满胀痛，大便臭如败卵，伴有不消化食物，泻后痛减，食欲减退，嗳腐吞酸。

（14）莲藕姜汁饮

【组成】鲜莲藕500克，生姜汁适量。

【做法】莲藕洗净去皮，切碎捣烂后饮用绞汁，每次10毫升，以生姜汁数滴对服。每日3次，连服3～5日。

【功用】健脾消食，和胃止泻。适用于急性胃肠炎。

（15）干姜茶

【组成】干姜、茶叶各30克。

【做法】研细末，热水冲泡，代茶饮，每次3克，每日3次。

【功用】温中散寒，和胃止呕。适用于急性胃肠炎。

（16）藿香粥

【组成】鲜藿香30克（干品15克），粳米100克。

【做法】将藿香煎汁，另用粳米煮粥，煮熟后加入藿香汁调匀，煮沸即可服食。每日分2次服。

【功用】芳香化浊。适用于暑热引起的呕吐、腹泻。

（17）藿香白术粥

【组成】藿香、白术各等量，粳米少量。

【做法】将藿香、白术清洗干净，放入药罐中，加入适量清水，先浸泡10分钟，水煎取汁，后加入粳米，煮为稀粥即成。

【功效】解表和中，理气化湿。适用于急性胃肠炎恶寒发热，头痛，胸痛满闷，腹痛呕吐，胃肠鸣泄泻，口淡无味等。

（18）藕姜蜜饮

【组成】鲜藕、鲜姜、蜂蜜适量。

【做法】将藕、姜去皮，洗净，切碎，榨取汁液，煮沸，纳入蜂蜜即成，代茶饮服。

【功效】清热利湿，和胃止吐。适用于急性胃肠炎恶心呕吐，吐物酸臭，大便溏泄，口渴心烦等。

（19）陈茗粥

【组成】陈茶叶、粳米适量。

【做法】先将茶叶择净，放入锅中，加适量清水，水煎取汁，加粳米煮为稀粥。

【功效】消食化痰，清热止痢，除烦止渴，兴奋提神。适用于急性胃肠炎，食积不消，过食油腻，饮酒过量，口干烦渴，多睡不醒，赤白痢疾等。

（20）葛根粥

【组成】葛根、粳米适量。

【做法】将葛根洗净，水煎取汁，加粳米煮为稀粥，或将葛根研细，待粥将熟时，调入米粥中，再煮即成。

【功效】发表解肌，升阳止泄，生津止渴。适用于急性胃肠炎泄泻，湿热泻痢，口渴尿黄等。

（21）焦粳米粥

【组成】粳米适量。

【做法】将粳米炒焦后，加水煮成稀粥服用。

【功效】止泻，还能养胃和中。

（22）胃苓丸

【组成】苍术（米泔水炙）45克，陈皮（麸炒）45克，泽泻30克，猪苓30克，甘草18克，肉桂5克。

【做法】水丸、丸上药共轧为细末，和匀过80～100目细罗。制水丸：取上药粉，用冷开水泛为小，干或低温干燥，分装备用。制蜜丸：取炼蜜，每药粉300克，约用炼蜜（120摄氏度）360克，和药时蜜温（100摄氏度）与上药粉搅拌均匀，成滋润团块，分坨，搓条，制丸，每丸重9克，分装备用。水丸每次服6克，日服1～2次，温开水送服。蜜丸每次服1丸，日服1～2次，温开水送服。

【功效】消胀利水。适用于由湿浊中阻，消化不良引起的呕吐泄泻，胸腹胀满，小便短少，大便溏泄。

（23）香薷丸

【组成】香薷2 400克，紫苏叶1 200克，藿香1 200克，茯苓120克，木瓜1 200克，甘草600克，檀香600克，丁香300克。

【做法】制蜜丸：将上药共轧为细粉，和匀过80～100目细罗，再取炼蜜，每药粉300克，约用炼蜜（120摄氏度）600克，和药时蜜温90摄氏度，与上药粉搅拌均，成滋润团块，搓条，制丸，每丸重9克。分装备用。口服，每次1～2丸，日服2次，温开水送服。

【功效】祛暑化湿。适用于由伤暑伤湿引起的发热头痛，腹痛泄泻，呕吐恶心。

2. 外用方

（1）温里方

【组成】吴茱萸、川椒、艾叶、食盐各 20 克。

【做法】共研细末，装布袋内敷脐，以热水袋置上。每日 1 次，每次 30 分钟。

【功用】温中散寒。适用于受寒所致急性胃肠炎。

（2）艾叶熨脐方

【组成】艾叶 200 克，米酒适量。

【做法】艾叶据烂，加米酒炒热，布包熨肚脐。

【功用】温阳散寒。适用于急性胃肠炎腹泻。

（3）老姜熨脐方

【组成】连须葱、老姜、白萝卜各等量。

【做法】共捣烂，分 2 份，炒热，交替熨痛处。

【功用】温中散寒。适用于受寒所致急性胃肠炎。

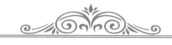

心肌炎

一、概述

心肌炎是指由各种病因引起的心肌肌层的局限性或弥漫性的炎性病变。炎性病变可累及心肌、间质、血管、心包或心内膜。其病因可以是各种感染、自身免疫反应及理化因素。

中医没有"心肌炎"病名，但结合本病的主要症状、病位及病性，应当属于"心悸""怔忡""胸痹"之范畴，以神疲乏力，面色苍白、心悸、气短、肢冷、多汗为临床特征。近年来病毒性心肌炎的发病率有增多的趋势。本病临床表现轻重不一，轻者可无明显的自觉症状，只出现心电图改变，重者心律失常、心脏扩大，少数发生心源性休克或急性心力衰竭，甚至猝死。本病如能及时诊断和治疗，预后大多良好，部分患者因治疗不及时或病后调养失宜，可迁延不愈，形成顽固性心律失常。

总之，病毒性心肌炎病位在心，涉及肺脾肾。痰、瘀、热是病毒性心肌炎病变过程中的病理产物，同时又是使病机趋于复杂化，加重病情不可忽视的致病因素。因此，瘀血、痰浊、郁热是病毒性心肌炎整个病程中最常见的病理因素，其常常与气血阴阳亏虚互为因果，形成本虚标实诸证并见，影响心肌炎的转归，临床表现复杂多样。

1.病因病机

素体正气亏虚是发病之内因，温热邪毒侵袭是发病之外因。

患者脏腑娇嫩，卫外功能不固，温热、湿热邪毒外感，从口鼻而入，蕴郁于脾胃。继则邪毒由表入里，留而不去，内舍于心，导致心脉痹阻，心血运行不畅，或热毒之邪灼伤营阴，可致心之气阴亏虚。心气不足，血行无力，血流不畅，可致气滞血瘀。病久阴损及阳，或患儿素体阳气虚弱，病初即可出现心肾阳虚甚至心阳欲脱之危证。本病后期常因医治不当，或汗下太过，气阴受损，心脉失养，出现以心悸为主的虚证。

总之，本病以外感温热、湿热邪毒为发病主因，瘀血、湿浊为病变过程中的病理产物。病初以邪实正虚、虚实夹杂为主，后期则以正气亏虚，心之气阴不足为主。

2. 临床诊断

（1）主要指标

①急、慢性心功能不全或心脑综合征。

②有奔马律或心包炎表现。

③心脏扩大。

④心电图示明显心律失常，ST-T 改变连续 3 天以上或运动实验阳性。

（2）次要指标

①发病同时或 1 ~ 3 周前有病毒感染史。

②有明显乏力、苍白、多汗、心悸、气短、胸闷、头晕、心前区痛、手足凉、肌痛等症状至少两项。

③心前区第一心音明显低钝，或安静时心动过速。

④心电图轻度异常。

⑤病程早期血清酶活性增高，病程中抗心肌抗体增高。

凡具备主要指标 2 项或主要指标 1 项及次要指标 2 项（均需有心电图异常）者可临床诊断为心肌炎。有条件者做粪便常规、咽拭子或血液及心组织病原学检查，可确诊为病毒性心肌炎。无条件进行病毒学检查时，结合临床有病毒感染可考虑心肌炎由病毒引起。对不符合上述条件的疑似心肌炎，应做长期追踪观察。

3. 辨证思路

（1）辨虚实

凡病程短暂，见胸闷胸痛，气短多痰，或伴咳嗽，舌红，苔黄，属实证；病程长达数月，见心悸气短，神疲乏力，面白多汗，舌淡或偏红，舌光少苔，属虚证。

（2）辨轻重

神志清楚，神态自如，面色红润，脉实有力者，病情轻；若面色苍白，四肢厥冷，口唇青紫，烦躁不安，脉微欲绝或频繁结代者，病情危重。

二、调护要点

病毒性心肌炎治疗以清热解毒，扶正祛邪，活血化瘀，温振心阳，养心固本为主。病初邪毒犯心者，治以清热解毒；湿热侵心者，治以清化湿热；气阴亏虚者，治以益气养心；心肾阳虚者，治以温补心肾；心脉瘀滞者，治以活血化瘀。

1. 邪毒犯心

证候：发热或低热延绵，或不发热，鼻塞流涕，咽红肿痛，咳嗽有痰，或腹痛腹泻，肌痛肢楚，短气心悸，胸闷胸痛，舌红苔薄，脉细数或结代。

治法：清热解毒，扶正养心。

主方：银翘散加减。

常用药：金银花、连翘、薄荷、淡豆豉、板蓝根、贯众、虎杖、玄参、太子参、麦冬、黄芩、生石膏、山栀子、丹参、红花、五味子、柏子仁、车前子等。

2. 湿热侵心

证候：寒热起伏，全身肌肉酸痛，恶心呕吐，腹痛腹泻，心慌胸闷，肢体乏力，舌红，苔黄腻，脉濡数或结代。

治法：清热化湿，解毒透邪。

主方：葛根黄芩黄连汤加减。

常用药：葛根、黄连、山豆根、板蓝根、苦参、黄芩、陈皮、石菖蒲、郁金、瓜蒌、薤白、甘松、独活、羌活、丹参、柏子仁、龙骨等。

3. 气阴亏虚

证候：心悸不宁，活动后尤甚，少气懒言，神疲倦怠，头晕目眩，烦热口渴，夜寐不安，舌光红少苔，脉细数或促或结代。

治法：益气养阴，宁心安神。

主方：炙甘草汤合生脉散加减。

常用药：炙甘草、党参、桂枝、生地、阿胶、麻仁、麦冬、五味子、酸枣仁、丹参、磁石、鹿衔草等。

4．心肾阳虚

证候：心悸怔忡，神疲乏力，畏寒肢冷，面色苍白，头晕多汗，甚则肢体浮肿，呼吸急促，舌质淡胖或淡紫，脉细无力或结代。

治法：温补肾阳，宁心安神。

主方：真武汤加减。

常用药：附子、干姜、鹿衔草、炙甘草、白术、茯苓、泽泻、丹参、柏子仁、龙骨、桂枝、党参（或人参）、黄芪、猪苓、防己、葶苈子等。

5．心脉瘀滞

证候：心悸不宁，胸闷憋气，心前区痛如针刺，面色晦暗，唇甲青紫，舌质紫暗，或舌边尖见有瘀点，脉结代。

治法：行气活血，宁心安神。

方药：血府逐瘀汤加减。

常用药：当归、丹参、桃仁、红花、赤芍、川芎、柴胡、延胡索、川楝子、桂枝、蒲黄、五灵脂、瓜蒌、甘松等。

三、食疗方法

1．黄芪粥

【组成】乌鸡口服液1支，黄芪10克，大米50克，白糖适量。

【做法】将黄芪水煎取汁备用，大米淘净，加适量清水煮粥，待熟时调入乌鸡口服液及黄芪药汁、白糖，再煮1～2沸即成。每日1剂，7天为1个疗程。

【功效】补益心气。适用于心肌炎，心悸气短，自汗，动则加剧等。

2．猪心小麦粥

【组成】猪心1个，小麦30克，大枣5个，大米50克，调料适量。

【做法】将猪心洗净、切片，调味勾芡备用；取小麦捣碎，大枣去核，同大米煮为稀粥，待沸后调入猪心片，煮至粥熟，调味服食。每日1剂，7天为1个疗程。

【功效】补益心气。

3．参枣桂姜粥

【组成】党参10克，大枣5个，桂枝、干姜各6克，大米50克，牛奶及红糖适量。

【做法】将诸药水煎取汁，同大米煮为稀粥，待熟时调入牛奶、红糖，再煮1～2沸即成。每日2剂，7天为1个疗程。

【功效】温阳利水。适用于心肌炎，心悸自汗，形寒肢冷，水肿尿少，气促胸闷等。

4. 猪血参芪附枣粥

【组成】猪血100克，党参、黄芪各15克，附子5克，大枣5个，大米50克，调料适量。

【做法】将党参、黄芪、附子、大枣水煎取汁，加大米煮为稀粥，待熟时加猪血及调料，再煮1～2沸，服食。每日2次，7天为1个疗程。

【功效】健脾温肾，益气养心。适用于心肌炎，阳虚水泛，肢体水肿，四肢不温，纳差食少，疲乏无力，甚则喘促胸闷，或伴胸、腹水等。

5. 牛肉山药饮

【组成】牛肉250克，山药120克。

【做法】将牛肉、山药切片，煮汁2大碗，以之当茶，徐徐饮之，牛肉佐餐服食。

【功效】益气回阳。适用于心肌炎，阳虚欲脱，目开手撒，四肢不温等。

6. 北芪羊脑汤

【组成】北黄芪15克，羊脑1具，食盐、味精、葱花、姜末适量。

【做法】将羊脑去筋膜，北黄芪布包，加适量清水同炖至羊脑熟后，去黄芪，加食盐、味精、葱花、姜末，适量服食。

【功效】益心聪脑。适用于心气不足所致的心悸、头昏、肢软乏力、记忆力减退等。

7. 玉竹参归猪心汤

【组成】玉竹、党参、当归各10克，猪心1个，食盐、味精、葱花、姜末、猪脂适量。

【做法】将诸药布包，纳入洗净的猪心中，加适量清水，炖至猪心熟后，取出切片，去药包，放回汤中，煮沸后，加食盐、味精、姜末、葱花，猪脂调服。

【功效】益气养心。适用于心阴不足，气血亏虚之失眠，多梦，心悸，盗汗，心烦，咽干少津等。

8. 玉竹羊心汤

【组成】鲜玉竹15克，羊心1个，食盐、味精、葱花、姜末、猪脂各适量。

【做法】将羊心洗净、切片，加水与玉竹同炖至羊心熟后，加食盐、味精、葱花、姜末、猪脂等调味服食。

【功效】益血养心。适用于心血亏虚所致的心悸、口干、烦躁、五心烦热等。

9. 灯心竹叶茶

【组成】灯心草9克，竹叶6克。

【做法】加适量水，煎煮滤汁，代茶饮，或沸水沏，代茶饮，每日1剂。

【功效】清心火，利湿热，除烦安神。适用于湿热型病毒性心肌炎急性期。

10. 红玉茶

【组成】红参3克，肉桂4.5克，玉竹、山楂各12克，黄精10克，炒酸枣仁、炙甘草各6克。

【做法】将诸药加水浸泡，用砂锅煎煮后倾进饮茶容器中，或将诸药置饮茶容器中以沸水沏，代茶频饮。

【功效】扶阳救逆，益气养阴，活血安神。主治阴阳两虚，瘀血阻络型病毒性心肌炎慢性期。

11. 丹参猪心汤

【组成】党参15克，丹参10克，黄芪10克，猪心1个。

【做法】用纱布包好党参、丹参、黄芪，加水与猪心炖熟，吃肉饮汤，每日服1次。

【功效】活血化瘀，养心。可用于各类心脏病的辅助食疗。

12. 酸枣虾壳汤

【组成】虾壳25克，酸枣仁15克，远志15克。

【做法】共煎汤服，每日1剂。

【功效】安神益智。适用于治心肌炎。

13. 银耳太子羹

【组成】银耳15克，太子参25克，冰糖适量。

【做法】水煎后饮用。

【功效】滋阴补气。适用于缓解心慌、口干、乏力等症状。

14. 猪心大枣汤

【组成】猪心1个，大枣15克。

【做法】猪心带血破开，放入大枣，置于碗内，加水，蒸熟食用。

【功效】补血，养心，安神。适用于心血不足之心悸怔忡、乏力倦怠、面色无华和各种心脏病的补养调治。

15. 玉竹山楂饮

【组成】玉竹 20 克，山楂 15 克，白糖 30 克。

【做法】玉竹、山楂用水共煎，去渣取汁，加入白糖，调匀即可。每日 1 剂，代茶饮。10 天为 1 个疗程。

【功效】养阴润燥，强心宁神。适用于病毒性心肌炎。

16. 益气心肌饮

【组成】黄芪 30 克，党参 20 克，麦冬、丹参、玄参各 15 克，五味子、苦参各 10 克，桂枝 3 克，炙甘草 6 克。

【做法】水煎取汁，每日 1 剂，分 2 ~ 3 次服用。

【功效】益气，养阴，复脉。适用于病毒性心肌炎。

17. 山楂决明菊花饮

【组成】山楂、草决明各 15 克，杭菊花 3 克。

【做法】将以上药用开水冲泡，加盖焖半小时。每日 1 剂，代茶饮。

【功效】活血化瘀，强心。适用于病毒性心肌炎。

18. 二参甘草汤

【组成】丹参 20 ~ 40 克，苦参 10 ~ 20 克，炙甘草 20 ~ 50 克。

【做法】水煎取汁，每日 1 剂，分 2 次服用。

【功效】活血，解毒，益气。适用于病毒性心肌炎，心律失常。

19. 苦参汤

【组成】苦参 30 克。

【做法】加水 300 毫升，煎取 150 毫升药汁。每日 1 剂，分 2 次服用。

【功效】清热解毒利湿，抗病毒，抗心律失常。适用于病毒性心肌炎，心律失常。

20. 五参生脉散

【组成】太子参 15 ~ 30 克，玄参、丹参、黄芪各 30 克，苦参、酸枣仁、麦冬各 15 克，五味子、紫草各 10 克。

【做法】水煎取汁。每日 1 剂，分 2 次服用，7 日为 1 个疗程。

【功效】益气养阴，解毒化瘀。适用于病毒性心肌炎。

21. 小麦百合粥

【组成】百合 20 克，小麦、粳米各 50 克，冰糖 30 克。

【做法】百合掰开，入沸水中焯一下，粳米淘洗干净，如常法煮粥，水沸后加入小麦、百合、冰糖，以文火煮至粥成。作早、晚餐食用，每日 1 剂。

【功效】清心安神。适用于气阴两虚型病毒性心肌炎。

22. 解毒心肌饮

【组成】麦冬、五味子、当归、丹参各 12 克，党参、板蓝根各 15 克，金银花 30 克。

【做法】水煎取汁，每日 1 剂，分 2 次服用，1 个月为 1 个疗程。

【功效】益气养阴，清热解毒化瘀。适用于病毒性心肌炎。

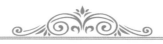

发热

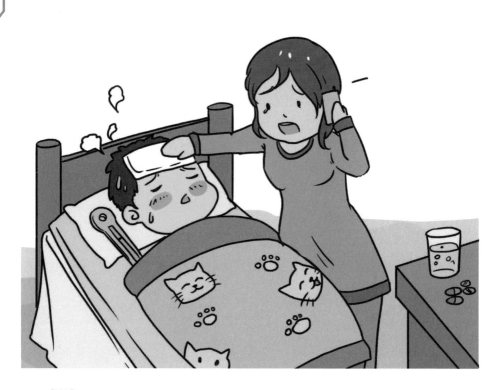

一、概述

发热是多种疾病中的症状，可有壮热、低热、潮热等不同的证候表现。壮热是指身体发热，热势壮盛，扪之烙手，或伴恶热烦渴的一种症状，属高热范畴；低热是指身体自觉发热，但热势不高，一般体温在 37～38 摄氏度之间；潮热是指发热盛衰起伏有定时，犹如潮汛一般。因疾病不同，其病因病机间也存在差异，青少年发热应按原发疾病进行辨病辨证治疗。然而青少年发病容易，传变迅速，多种因素的影响均可致病机从阳化热而出现高热。

高热是指体温（腋温）高于 39 摄氏度为主要临床特征的常见急症。高热又称为"大热""壮热""身灼热""体若燔炭"。青少年出现的急性高热多见于感染性疾病，如急性传染病早期，各系统急性感染性疾病；也可见于非感染疾病，如暑热症、颅内损伤、惊厥及癫痫大发作等。此外，变态反应（如过敏）、异体血清、疫苗接种反应、输液输血反应等也可出现高热。青少年长期高热常见于败血症、沙门氏菌属感染、结核、风湿热、幼年类风湿等疾病，也可见于恶性肿瘤（白血病、恶性淋巴瘤、恶性组织细胞增生症）与结缔组织病。虽然体温的升高与疾病的严重程度不一定成正比，但体温过高或持续高热，尤其在发热过程中，易见痉、厥、闭、脱等危重证候，需及时对症救治。

1. 病因病机

青少年高热分外感与内伤两大类：外感高热为邪毒入侵，正邪相争；内伤高热则多正气虚损，阴阳失调。

（1）外感高热

青少年脏腑功能不够完善，肌肤薄弱，若调护失宜，六淫邪毒由口鼻、皮毛而入，侵犯肺卫，束于肌表，郁于腠理，正邪交争，则发热。感受温热、暑湿之邪，或感受寒邪，从阳化热，均可引起高热；且邪愈盛，正愈实，交争愈剧，热势愈高。

（2）里热炽盛

若外感邪毒入里化热，或温热疫毒等直中于里，或嗜食肥甘辛辣，肺胃蕴热，均可致里热炽盛，发生高热。邪热充斥内外，扰上及下，闭塞气机，可出现邪热蕴肺、热炽阳明、热结肠道、热入营血诸证；热毒灼津炼液为痰，痰火交结，上扰清窍，引动肝风，亦可致变证丛生，甚至出现闭、脱等危重证候。

（3）邪郁少阳

若感邪之后，正邪交争于半表半里，致少阳枢机不利者，则可见恶寒与发热交替出现之寒热往来证。由于少阳枢机不利，肝胆疏泄功能失常，故常伴口苦、咽干、目眩、胸胁苦满、心烦喜呕等证候表现。

2. 临床诊断

检测腋温 39 摄氏度以上为高热，41 摄氏度以上为超高热；发热时间超过两周为长期发热。

3. 辨证思路

高热可见于多种疾病之中，应根据患者发病季节、发热程度、持续时间、热型，以及伴随的临床症状、体征、实验室检查等明确病因诊断，包括病变系统、部位、性质，区别感染性或非感染性疾病。根据临床表现特点及舌脉辨别证型，并注意有无兼夹证。

（1）外感高热

常因感受六淫邪毒所致，发热及鼻塞流涕、咳嗽等肺卫表证为其共有证候表现，但由于风、寒、暑、湿、燥、火等病邪特性及致病特点不同，临床表现亦各有不同。

（2）但热不寒

是指热性病过程中，病邪入里化热，出现发热而无恶寒的症状。此为病邪亢盛，正气御邪，邪正交争，多属实证，临床上可因病位不同表现为邪热蕴肺、热炽阳明、热结肠道、湿热郁蒸、暑热伤气及热入营血等证候。

（3）日晡潮热

一般多在下午 3 ~ 5 时（申时）出现发热，或热势加重，常见于阳明腑实证，故亦称阳明潮热。由于胃肠燥热内结，阳明经气旺于申时，正邪斗争剧烈，故在此时热势加重。

（4）寒热往来

指恶寒时不发热、发热时不恶寒，恶寒与发热交替出现，定时或不定时发作的情况。此为少阳病，邪入半表半里，枢机不利而致。除发热外，常伴有口苦咽干、目眩、胸胁苦满、心烦喜呕等少阳枢机不利证候。

二、调护要点

高热为急症，治疗应以及时退热治标为先，辨病辨证论治其本为后。因病势易于传变，可中西医结合、针药结合、内外结合救治。

1. 预防调护

（1）注意休息，观察体温、脉象、呼吸、神志、大小便、出汗等情况的变化。

（2）保持室内空气新鲜及良好的通风，避免冷风冷气直接吹袭，并及时擦干汗液，松解衣裤以散热。

（3）饮食宜清淡，忌食肥甘厚味及生冷之品，注意多饮开水，供给充足的热量和水分。

（4）保持大便通畅，观察排泄物性状，注意留取标本，并及时送检。

（5）积极治疗原发病。

（6）对曾有过高热惊厥者在应用退热药的同时，适当应用镇静剂，如安定、苯巴比妥等。

2. 辨证治疗

（1）外感风热

证候：高热，微恶风，头身疼痛，鼻流浊涕，喷嚏咳嗽，口渴，咽红或喉核赤肿，舌苔薄黄，脉浮数。

辨证要点：高热，鼻流浊涕，咽红，舌苔薄黄，脉浮数。

治法：辛凉解表。

主方：银翘散加减。

常用药：金银花、连翘、荆芥、大青叶、生石膏、黄芩、薄荷、桔梗、牛蒡子、芦根、甘草。

（2）温热炽盛

证候：高热，头痛，面赤气粗，大汗出，烦渴，神昏谵语，斑疹显露，舌质红或绛，苔黄，脉洪大。

辨证要点：高热，大汗出，烦渴，神昏谵语，斑疹显露。

治法：清气凉营。

主方：清瘟败毒饮加减。

常用药：水牛角、黄芩、黄连、连翘、生石膏、生地黄、知母、赤芍、玄参、淡竹叶、栀子、牡丹皮、桔梗。

（3）胃肠积热

证候：日晡潮热，腹胀拒按，呕吐酸腐，大便秘结，小便短赤，烦躁不安，舌质红，苔黄燥，脉沉大。

辨证要点：日晡潮热，腹胀便秘，舌质红，苔黄燥，脉沉大。

治法：通腑泻热。

主方：大承气汤加味。

常用药：大黄、芒硝、厚朴、枳实、甘草。

（4）邪郁少阳

证候：寒热往来，胸胁苦满，心烦喜呕，不思饮食，口苦咽干，目眩，舌边红，苔薄白，脉弦数。

治法：疏解少阳。

主方：小柴胡汤加减。

常用药：柴胡、黄芩、半夏、生姜、大枣、甘草。

三、食疗方法

1. 空心荸荠汤

【组成】鲜空心菜120克，荸荠7个，白糖适量。

【做法】空心菜洗净、切碎，荸荠洗净、去皮、切片，共置锅内，加水煎汤，调入白糖饮服。每日1剂，2～3次分服，连服7日。

【功效】清热凉血、生津止渴、利尿。适用于青少年发热，证见口渴、尿黄等。

2. 蜜饯黄瓜

【组成】黄瓜5根，蜂蜜100克。

【做法】黄瓜洗净，剖开去瓤，切成条，放入锅内，加水少许，煮沸后即去掉多余的水，加入蜂蜜，调匀后再煮沸即成。

【功效】清热解毒，润燥除烦。适用于暑伤肺胃型发热。

3. 莲子绿豆粥

【组成】莲子15克，绿豆30克，粳米60克，白糖适量。

【做法】煮粥食用。每日1剂，连服7日。

【功效】清热解暑，健脾固肾。适用于青少年夏季发热，症见烦渴、腹泻等。

4. 冰糖五味杞子饮

【组成】五味子、枸杞子、冰糖各50克。

【做法】五味子装在纱布袋中，与枸杞子同煎，加水1 000毫升，煎取800毫升，加冰糖调服。每日数次，代茶饮，连服数日。

【功效】适用于青少年夏季发热，症见食欲不振、体倦乏力。

5. 桑蜜茶

【组成】桑叶10克，蜂蜜适量。

【做法】先用蜂蜜擦桑叶，然后阴干切细，沸水冲泡，代茶饮。

【功效】散热润肺，疏风清热。适用于发热、口渴较甚者。

6．冬瓜薏米粥

【组成】冬瓜适量，薏苡仁50克，冰糖适量。

【做法】共煮成粥，放适量冰糖调味食用。

【功效】消暑，利湿，健胃。

7．黄瓜豆腐饮

【组成】水豆腐、黄瓜各200克。

【做法】水豆腐切成块，黄瓜洗净、切段，同放入锅中，加适量水，煮成汤，加调味品即成。代茶饮。

【功效】生津止渴。适用于青少年发热口渴。

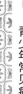

感冒

一、概述

感冒是以发热、恶寒、鼻塞、流涕、喷嚏、咳嗽、头痛、全身酸痛等肺卫表证为主要临床表现的肺系外感疾病，俗称"伤风"，相当于西医学的急性上呼吸道感染。

本病一年四季均可发生，以冬春季节及气候骤变时发病率较高。由于青少年肺脏娇嫩，脾常不足，神气怯弱，心火易炽，肝风易动，感邪之后，易出现夹痰、夹滞等兼证。本病若及时治疗，一般预后良好，如表邪不解，由表及里，可发展为咳嗽、肺炎喘嗽，或邪毒内传，发生水肿、心悸等变证。

1. 病因病机

感冒发生的病因，以感受风邪为主，风为百病之长，常夹寒、热、暑、湿、燥邪及时邪疫毒等致病。若青少年正气不足，遇气候变化、寒温交替、调护失宜等诱因，六淫之邪均可乘虚而入，发为感冒。感冒的病位主要在肺卫，病机关键为肺卫失宣。

（1）感受风寒

风寒之邪，从皮毛入，外束肌表，郁于腠理。寒性收引，致使肌肤闭郁，卫阳不能宣发，产生恶寒、发热、无汗等症；寒邪束肺，肺气失宣，产生鼻塞、流涕、咳嗽等症；寒邪郁于太阳经脉，经脉拘急收引，气血流通不畅，产生头痛、身痛、肢节酸痛等症。

（2）感受风热

风热之邪，从口鼻入，侵袭肺卫、肺气失宣，产生热重、恶风、微有汗出等症；上扰清窍发为头痛；热邪客肺，肺气失宣，产生鼻塞、流涕、喷嚏、咳嗽等症；咽喉为肺胃之门户，风热之邪上乘咽喉，产生咽喉肿痛等症。青少年感邪后极易传变，导致外感风寒，正邪相争，寒邪入里化热，或表寒未解兼里热已炽，形成寒热夹杂之证。

（3）感受暑湿

夏季暑湿之邪为患，其性黏腻重浊，湿郁困脾，卫表失宣，产生发热重、无汗等症；脾气被遏，清阳不升，则头晕头痛；湿邪遏于肌表，产生身重困倦等症；湿邪困于中焦，阻碍气机，脾胃升降失司，产生胸闷、泛恶、食欲不振、呕吐、泄泻等症。

（4）感受时邪

外感时疫毒邪，侵犯肺胃二经。疫毒性烈，起病急，病情重，极易传变；邪犯肺卫，郁于肌表，初起可见发热、恶寒、肌肉酸痛；毒热上炎，产生目赤、咽红等症；邪毒犯脾，升降失司，产生恶心、呕吐、泄泻等症。

2.临床诊断

（1）病史

气候骤变，冷暖失调，或与感冒病人接触，或素体有伏邪未发，有感受外邪病史。

（2）临床表现

①临床以发热、恶寒、鼻塞流涕、喷嚏、微咳、头痛、全身酸痛为主症。

②感冒伴兼夹证者，可见咳嗽加剧，喉间痰鸣；或脘腹胀满，不思饮食、呕吐酸腐，大便失调；或睡卧不宁，惊惕抽搐。

（3）辅助检查

①血常规

病毒感染者，白细胞总数正常或偏低；合并细菌感染者，白细胞总数及中性粒细胞增高。

②病原学检查

鼻咽部分泌物病毒分离或桥联酶标法检测，可作病毒学诊断。咽拭子培养可有病原菌生长；链球菌感染者，血中抗链球菌溶血素"O"滴度增高。

3. 辨证思路

本病辨证，重在辨风寒、风热、暑湿、表里、虚实。

（1）辨寒热

冬、春两季多为风寒、风热感冒。风寒之证多表现为发热、恶寒无汗、鼻塞、流涕、喷嚏、咳嗽、苔薄白等表寒证；风热之证多表现为发热、恶风、微汗、鼻塞、流涕、喷嚏、咳嗽、咽红、咽痛、舌红苔薄黄等表热证。

（2）辨暑湿

夏季多为暑邪感冒。暑热之证多表现为发热高，持续时间长，伴身重困倦、食少纳呆、口渴心烦等；暑湿之证多表现为胸闷，泛恶，舌苔腻等。

（3）辨虚实

感冒为外感疾病，病在肺卫腠理，属表证、实证；若患者反复感冒，体质虚弱，汗多，畏寒，多为虚实夹杂证。

（4）辨四时感冒与时疫感冒

主要依据临床症状和是否有流行趋势辨识。四时感冒一般症状较轻，无流行趋势；时疫感冒一般症状较重，有流行病学史。

（5）辨兼证

感冒病程中，若咳嗽剧烈，咳声重浊，喉中痰鸣，舌苔白腻，脉浮滑，为感冒夹痰；若脘腹胀满，不思乳食，呕吐酸腐，口气秽浊，大便酸臭，为感冒夹滞；若惊惕啼叫，睡卧不宁，甚或惊厥，舌尖红，脉弦数，为感冒夹惊。

二、调护要点

感冒的治疗，以疏风解表为基本原则。根据辨证，分别采用辛温解表、辛凉解表、清暑解表、清瘟解毒等治法。

根据青少年的特点，在治疗用药方面要注意：需兼顾兼夹证的治疗，应在解表基础上，分别佐以化痰、消积、镇惊之法。治疗中以轻清疏解为主，不宜过汗，防止耗伤津液；慎用下法，以防苦寒伤伐脾胃；体质虚弱者可采用扶正解表法，益气、养阴以助正气祛邪外出。本病除内服汤药外，还常使用中成药、针灸、刮痧等方法治疗。

1. 风寒感冒

证候：恶寒，发热，无汗，头痛，身痛，鼻流清涕，喷嚏，咳嗽，口不渴，咽无红肿及疼痛，舌淡红，苔薄白，脉浮紧。

辨证要点：发热，恶寒重，无汗，鼻流清涕，咽不红，苔薄白。

治法：辛温解表，宣肺散寒。

主方：荆防败毒散加减。

常用药：荆芥、防风、羌活、苏叶、桔梗、前胡、甘草。

2．风热感冒

证候：发热重，恶风，有汗或少汗，头痛，鼻塞流浊涕，喷嚏，咳嗽，痰稠色白或黄，咽红肿痛，口干渴，舌质红，苔薄黄，脉浮数。

辨证要点：发热重，恶风，少汗，鼻流浊涕、咽红肿痛、苔薄黄。

治法：辛凉解表，宣肺清热。

主方：银翘散加减。

常用药：金银花、连翘、薄荷、桔梗、牛蒡子、大青叶、荆芥、淡豆豉、芦根、竹叶。

3．暑邪感冒

证候：发热，无汗或汗出热不解，头晕、头痛，鼻塞，身重困倦，胸闷，呕恶，口渴心烦，食欲不振，或有呕吐、泄泻，小便短黄，舌质红，苔黄腻，脉滑数。

辨证要点：病发夏季，发热持续无汗，身重困倦，食欲不振，舌质红，苔黄腻。

治法：清暑解表，健脾益气。

主方：新加香薷饮加减。

常用药：香薷、金银花、连翘、厚朴、白扁豆。

4．时疫感冒

证候：起病急骤，高热，恶寒，无汗或汗出热不解，头痛，心烦，目赤咽红，肌肉酸痛，腹痛，或有恶心、呕吐、大便稀薄，舌质红，舌苔黄，脉数。

辨证要点：一方有多人发病，症状相似，起病急骤，全身症状重，发热恶寒，无汗或汗出热不解，目赤咽红，全身肌肉酸痛，舌红苔黄。

治法：清瘟解毒，解表散邪。

主方：银翘散合普济消毒饮加减。

常用药：金银花、连翘、荆芥、羌活、贯众、栀子、黄芩、板蓝根、桔梗、牛蒡子、薄荷。

三、食疗方法

1. 紫苏柠檬茶

【组成】紫苏 9 克，桔梗 3 克，葛根 9 克，金橘 4 个，柠檬半个，蜂蜜适量。

【做法】先将金橘轻轻拍破后，再把全部材料分为 4 份，每次取 1 份，加沸水 250 毫升冲泡，焖约 5 分钟，过滤后即可饮用。

【功效】祛风寒，止头痛，止咳祛痰。用于风寒感冒。

2. 姜糖茶

【组成】生姜 10 克，红糖 30 克。

【做法】将生姜洗净、切丝，与红糖一同放入杯中，以开水冲泡，代茶饮用。每日 2 剂。

【功效】发汗解表，温中和胃。用于风寒感冒，伴见恶心、呕吐、腹胀等。

3. 核桃葱姜茶

【组成】核桃仁 30 克，葱白 25 克，生姜 25 克，茶叶 15 克。

【做法】将核桃仁、葱白、生姜洗净，共捣烂，与茶叶一同放入砂锅内，加水煎汤，去渣，一次服下。服后卧床盖被，以微出汗为佳。

【功效】解表散寒，发汗退热。用于风寒感冒发热，头痛无汗等。

4. 荆防羌芎茶

【组成】荆芥 5 克，防风 5 克，羌活 5 克，川芎 3 克，红茶 6 克，红糖 10 克。

【做法】前四味加水约 200 毫升，煮沸 10 分钟，取沸汤冲泡后两味，趁热顿饮，注意保暖，盖被以微出汗尤佳。每日 2 剂。

【功效】发散风寒。用于风寒感冒，症见恶寒、发热、无汗、头痛身疼，鼻塞流清涕，喷嚏等。

5. 银花山楂茶

【组成】银花 30 克，山楂干、茶叶各 10 克，蜂蜜 100 克。

【做法】将银花、山楂干、茶叶一同放入砂锅内，加水煮沸 3 ~ 5 分钟，滤除药液，加水再煎 1 次，去渣取汁。将两次药液合并混匀，调入蜂蜜，趁热服用。再服用时温热。可随时饮服。每日 1 剂。

【功效】清热解毒，散风止痛，醒脾开胃。适用于风热感冒之发热头痛、口渴等。

6. 香薷茶

【组成】香薷 10 克，厚朴、白扁豆各 5 克。

【做法】将香薷、厚朴洗净，用剪刀剪碎；白扁豆洗净，用文火炒熟，研末。将上三味共放入保温杯中，冲入沸水，加盖焖半小时。代茶频饮。每日 1 ~ 2 剂。

【功效】祛暑解湿，和中化湿。适用于暑湿感冒。

7. 流感茶

【组成】大青叶 20 克，板蓝根 20 克，贯众 20 克，绿茶 12 克，冰糖 12 克。

【做法】前三味加水约 500 毫升，煮开 15 分钟，取沸汤冲泡后两味。不拘时，温饮。每日 1 剂。

【功效】清热祛风，解毒利咽。适用于时疫感冒。

8. 绿豆粥

【组成】绿豆 50 克，粳米 100 克，冰糖适量。

【做法】绿豆、粳米洗净煮粥,待粥熟时加入冰糖,搅拌均匀即可食用。

【功效】清热解暑。适用于暑邪感冒。

9. 苦瓜莲肉汤

【组成】苦瓜 30 克，鲜莲叶 1 张，猪瘦肉 50 克。

【做法】将苦瓜、鲜莲叶、猪瘦肉均切片，把全部用料一起放入锅内，加适量清水，武火煮沸后，文火煮约 1 小时，至肉熟，调味即可。

【功效】清暑解毒，利湿和中。适用于暑湿感冒。

咳嗽

一、概述

咳嗽是青少年常见的肺系病证，临床以咳嗽为主症。咳以声言，嗽以痰名，有声有痰谓之咳嗽。咳嗽可分为外感咳嗽与内伤咳嗽，由于青少年肺脏娇嫩，卫外不固，很容易感受外邪引起发病，故临床上以外感咳嗽为多见。本病相当于西医学中的气管炎、支气管炎。

本病一年四季均可发生，冬春季多见。患者年龄越小，患病率越高。大多预后良好，部分可致反复发作，日久不愈，或病情加重，发展为肺炎喘嗽。

1. 病因病机

咳嗽的病因分外感与内伤，常见病因有外邪犯肺、痰浊内生、脏腑亏虚等。患者因卫外不固，易为外邪所侵，故以外感咳嗽为多见。本病病位在肺，常涉及脾。病机为肺脏受邪，失于宣降，肺气上逆。

（1）外邪犯肺

青少年肺脏娇嫩、卫外不固，多寒暖不能自调，最易感受六淫之邪。风邪为百病之长，

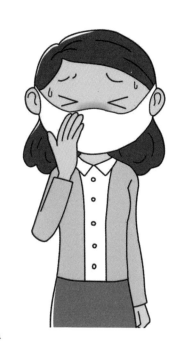

常夹其他邪气同时入侵，外邪从皮毛或口鼻而入，肺卫受邪，肺失宣肃，肺气上逆而发为咳嗽。风为阳邪，化热最速，继而出现热性咳嗽。

（2）痰浊内生

青少年脾胃不足，若饮食不节，致脾失健运，水湿内停，酿生痰湿，上贮于肺，肺失宣肃而为咳嗽。此即"脾为生痰之源，肺为贮痰之器"。加之外邪犯肺，肺津失布，聚而为痰；若其他脏腑功能失常，也可导致咳嗽的发生，如肝火亢盛或木火刑金，则煎液为痰，蕴结于肺而发为咳嗽。

（3）脏腑亏虚

青少年脏腑娇嫩，若遇外感咳嗽，日久不愈，正气亏耗，或正虚邪恋，肺气不足，肺失宣肃，气逆于上，发为气虚咳嗽，咳嗽持续，咳声无力；肺热伤津，燥热耗液，肺阴受损，致阴虚咳嗽。

咳嗽一症虽为肺脏所主，但与其他脏腑功能失调也有密切联系，故《素问·咳论》云："五脏六腑皆令人咳，非独肺也。"

2. 临床诊断

（1）病史

好发于冬、春两季，常因气候变化而发病，病前多有感冒病史。

（2）临床表现

以咳嗽、咯痰为主症。肺部听诊两肺呼吸音粗糙，可闻及干啰音或不固定的粗湿啰音。

（3）辅助检查

①X线检查

胸片显示肺纹理增粗模糊，肺门阴影增深。

②血常规

病毒感染者，血白细胞总数正常或偏低；细菌感染者，血白细胞总数及中性粒细胞增高。

③病原学检查

取鼻咽或气管分泌物标本做病毒分离或桥联酶标法检测，有助于病毒学的诊断。血肺炎支原体抗体IgG、IgM检测用于肺炎支原体感染诊断。痰细菌培养，可作为细菌学诊断。

3. 辨证思路

本病辨证，根据病程的长短和表证的有无辨外感、内伤，并结合咳嗽的声音、咳痰性状辨寒热、虚实。

（1）辨外感与内伤

起病急，病程短，伴发热、鼻塞流涕等表证者为外感咳嗽；起病缓慢，病程较长，伴不同程度的脏腑功能失调者为内伤咳嗽。

（2）辨咳嗽声音

咳声洪亮有力，多为实证；咳而声低气怯，多为虚证；咳嗽声重频作，多为风寒咳嗽；咳声高亢，或声浊不爽，多为风热咳嗽；咳嗽痰鸣辘辘，多为痰湿咳嗽；咳声重浊，喉间痰鸣，多为痰热咳嗽；咳声无力，多为气虚咳嗽；咳声嘶哑，气短声低，多为肺阴不足。

（3）辨咳痰性状

痰白稀薄易咯，多属风寒或痰湿；痰稠色黄，多为风热或痰热；痰白清稀，多为气虚；痰少而黏，多为阴虚。

二、调护要点

1. 预防调护

（1）适当到户外活动，加强体格锻炼，增加抗病能力。

（2）注意休息，保持环境安静，保持室内空气新鲜、流通，室温以20 ~ 24 摄氏度为宜，相对湿度约60%。

（3）饮食宜清淡、易消化、富含营养；忌辛辣刺激、过甜、过咸饮食。

（4）咳嗽时防止食物呛入气管引起窒息。

（5）经常变换体位及轻拍背部，有助于排出痰液。

2. 辨证治疗

本病以宣肃肺气为基本治则。外感咳嗽者，佐以疏风解表；内伤咳嗽者，佐以燥湿化痰，或清热化湿，或益气健脾，或养阴润肺等法随证施治。本病除内服汤药外，还可应用中成药、针灸、推拿等疗法。

（1）外感咳嗽

①风寒咳嗽

证候：咳嗽频作，咽痒声重，痰白清稀，鼻塞流清涕，恶寒无汗，发热头痛，全身酸痛，舌质淡红，舌苔薄白，脉浮紧。

辨证要点：咳嗽痰稀，鼻流清涕，舌苔薄白，脉浮紧。

治法：疏风散寒，宣肃肺气。

主方：杏苏散加减。

常用药：杏仁、苏叶、陈皮、茯苓、半夏、桔梗、甘草。

②风热咳嗽

证候：咳嗽不爽，咳声高亢或声浊，痰黄黏稠，不易咯出，口渴咽痛，鼻流浊涕，或伴发热恶风，头痛，微汗出，舌质红，苔薄黄，脉浮数。

辨证要点：咳嗽不爽，痰黄，鼻流黄涕，咽红，舌质红。

治法：疏风清热，宣肃肺气。

主方：桑菊饮加减。

常用药：桑叶、菊花、薄荷、连翘、杏仁、桔梗、黛蛤散、浙贝母、大青叶、牛蒡子、芦根、甘草。

（2）内伤咳嗽

①痰热咳嗽

证候：咳嗽痰多，色黄黏稠，咯吐不爽，咳剧气促，喉间痰鸣，发热口渴，烦躁不宁，尿少色黄，大便干结，舌质红，苔黄腻，脉滑数。

辨证要点：咳嗽痰多，色黄黏稠，喉间痰鸣，舌质红，苔黄腻。

治法：清热泻肺，宣肃肺气。

主方：清金化痰汤加减。

常用药：黄芩、栀子、桑白皮、前胡、款冬花、鱼腥草、浙贝母、天竺黄、桔梗、麦冬、甘草。

②痰湿咳嗽

证候：咳嗽重浊，痰多壅盛，色白而稀，喉间痰声辘辘，胸闷纳呆，神乏困倦，形体虚胖，舌淡红，苔白腻，脉滑。

辨证要点：咳痰清稀，色白量多，纳呆困倦，舌质淡红，苔白腻。

治法：燥湿化痰，宣肃肺气。

主方：二陈汤加减。

常用药：陈皮、半夏、茯苓、甘草、炙麻黄、杏仁、白前。

③气虚咳嗽

证候：咳嗽无力，痰白清稀，面色㿠白，气短乏力，胃纳不振，自汗畏寒，舌淡嫩，边有齿痕，脉细无力。

辨证要点：久咳不愈，咳嗽无力，痰白清稀，气短自汗，舌淡嫩，边有齿痕。

治法：益气健脾，化痰止咳。

主方：六君子汤加减。

常用药：党参、茯苓、白术、甘草、半夏、陈皮、薏苡仁、竹茹。

④阴虚咳嗽

证候：干咳无痰，或痰少而黏，或痰中带血，不易咯出，口渴咽干，喉痒声嘶，午后潮热或手足心热，舌质红，舌苔少，脉细数。

辨证要点：久咳不愈，干咳少痰，舌质红，苔少或花剥，脉细数。

治法：养阴润肺，化痰止咳。

主方：沙参麦冬汤加减。

常用药：南沙参、麦冬、地黄、玉竹、天花粉、甘草、桑白皮、炙款冬花、炙枇杷叶。

三、食疗方法

1. 杏梨枇杷露

【组成】苦杏仁 10 克，炙枇杷叶 10 克，大鸭梨 1 个。

【做法】将苦杏仁去皮尖、打碎，炙枇杷叶用布包，鸭梨去皮核，切成小块，同煮，饮汤、吃梨。每日 1 剂，分 2 ~ 3 次服。

【功效】清热，化痰，止咳。此方适用于痰热咳嗽。苦杏仁、炙枇杷叶都具有止咳化痰的功效，而鸭梨性寒，有化痰作用。脾胃虚寒，有便溏或腹泻者，不宜服用。

2. 核桃羹

【组成】核桃仁 100 克，白糖 20 克，黄酒 150 毫升。

【做法】核桃仁捣碎，同白糖、黄酒一起放入砂锅中，用文火煮开后，改为小火再煮 10 分钟即可。每 2 ~ 3 日 1 剂，连服 2 周。

【功效】温补肺肾，定喘止咳。适用于久虚咳嗽，多表现为咳声低弱无力、咳痰清稀、色白量多、气短无力等症。

3. 二前冬花粥

【组成】前胡、白前、冬花各 10 克，大米 100 克。

【做法】将前胡、白前、冬花择净，放入锅中，加适量清水，浸泡 5 ~ 10 分钟后，水煎取汁，加大米煮粥，服食，每日 1 剂，连续 2 ~ 3 天。

【功效】疏风清热,宣肺止咳。适用于风热咳嗽,痰黄黏稠,胸闷不舒等。

4．枇杷叶黄芩粥

【组成】枇杷叶、黄芩、牛蒡子各 10 克，大米 100 克，冰糖适量。

【做法】将枇杷叶、黄芩、牛蒡子择净，用布包好，水煎取汁，加大米煮粥，待熟时调入冰糖，再煮一两沸即成，每日 1 剂，连续 2 ~ 3 天。

【功效】清热生津，润肺止咳。适用于燥热咳嗽，痰少黏稠，或干咳无痰。

5．柿霜糖

【组成】柿霜、白糖各等量。

【做法】柿霜、白糖入锅，加少许水，文火炼至挑起呈丝状，不黏，稍冷后倒入涂有熟菜油的瓷盘中，压平，切块，随时含咽。

【功效】清肺润燥，止咳化痰。适用于肺燥咳嗽。

6．姜糖豆腐汤

【组成】生姜 10 克，红糖 60 克，豆腐 250 克。

【做法】将生姜、红糖、豆腐加适量水，共煎煮 20 分钟后，去生姜。

【功效】 散寒止咳。生姜红糖汤乃民间治疗风寒的验方，配以豆腐善治咳嗽、哮喘、百日咳、肺脓疡等呼吸系统疾病。此方治风寒感冒，亦治寒性咳嗽。

头痛

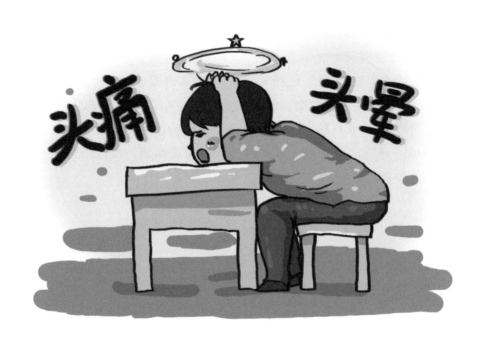

一、概述

青少年头痛是以患者自觉头部疼痛为特征的一种常见病证，可以发生在多种急慢性疾病中，有时亦是某些相关疾病加重或恶化的先兆。临床表现以头痛为主症，一侧、双侧或全头部疼痛，呈跳痛、灼痛、胀痛、重痛、针刺痛等，甚则伴恶心呕吐，难以忍受。本病外感六淫、内伤七情均可引发，其中由肝阳上亢、痰瘀互结导致头部持续性疼痛、反复发作、经久不愈者又称为头风。头痛病位在头，与肝、脾、肾密切相关。

中医学治疗头痛有其特色与优势，除以药物治疗为主外，还可配合针灸、推拿及饮食调护等。根据络脉气血通则不痛的特性，头痛的治疗原则在于"通络"。实证以祛邪通络为主，具体的治法包括疏风散寒、疏风清热、祛风胜湿、活血化瘀、化痰降浊、平肝潜阳等；虚证以扶正通络为主，具体的治法包括补肾养阴、气血双补等。

1. 病因病机

（1）原发病因

①外感六淫

起居不慎，坐卧当风，风性轻扬，且为六淫之首，多夹寒、热、湿邪为患。夹寒者，寒凝血滞，络脉不畅，绌而痛；夹热邪，风热上炎，扰乱气血，气血逆乱，清窍被扰；热邪耗灼精血，络脉失荣而痛；夹湿邪，湿困清阳，蒙蔽清窍，脑髓络脉失充而成。

②情志所伤

忧郁过度，肝失条达，或恼怒伤肝，气郁化火，或邪热上犯清窍，或灼炼津液生痰，或火伤肾阴，阴虚阳亢，均可上扰清窍，使气血逆乱而致头痛。

③饮食所伤

饥饱失宜，过食生冷，损伤中阳，则中焦温化不利，气血化生乏源，遂致清窍、络脉失于充养而痛；或过食肥甘，饮酒无度，脾失健运，聚湿成痰，蒙蔽清窍，致使清阳不升，浊阴不降，痰瘀痹阻，络脉不通而致头痛。

④劳倦过度

久坐伏案，气血运行不畅，清窍失养或思虑过度，耗伤脾气，清气不升，清浊升降失序，皆可导致头痛。

（2）继发病因

吐血、便血及青春期少女月经量多或崩漏等导致营血亏损，气随血脱而成气血两虚，气虚则清阳不升，血虚则络脉失充，脑髓失养，皆可导致头痛。

不论何种原因引起的头痛，皆可因外感六淫、内伤七情、饮食不节、劳倦过度、大病之后而诱发或加重头痛发作。

2.临床诊断

（1）头痛部位多在头部一侧额颞、前额、巅顶，或左或右辗转发作，或呈全头痛。头痛的性质多为跳痛、刺痛、胀痛、昏痛、隐痛或头痛如裂等。头痛每次发作可持续数分钟、数小时、数天，也有持续数周者。

（2）隐袭起病，逐渐加重或反复发作。

（3）查血常规，测血压，必要时做腰穿、骨穿、脑电图。有条件时做经颅多普勒、CT、磁共振等检查，以明确头痛的病因，排除器质性疾病。

3.辨证思路

（1）辨缓急

急症之头痛，多因外邪所致，大多痛势较剧，多表现为掣痛、跳痛、灼痛、重痛，痛无休止；久病之头痛，多因内伤所致，大多痛势较缓，多表现为隐痛、空痛、昏痛，病势缠绵，遇劳则剧，时作时止。若瘀血头痛，痛处固定不移，痛如锥刺。

（2）辨虚实

外感头痛如风寒头痛、风湿头痛、风热头痛及内伤头痛之肝郁化火头痛多属实证，内伤头痛之肝肾阴虚头痛、阴血亏虚头痛多属于虚证。

（3）辨部位：头为诸阳之会，三阳经均循头面，厥阴经亦上会于额顶。辨别头痛，若能根据经脉循行部位加以判断，则对审因论治，均有所帮助。

太阳头痛：多在头后部，下连于项。

阳明头痛：多在前额及眉棱。

少阳头痛：多在头之两侧，连及耳部。

厥阴头痛：在巅顶部位，或连于目系。

二、调护要点

头痛的治疗原则在于"通络"，实证以祛邪通络为主，具体的治法包括疏风散寒、疏风清热、祛风胜湿、活血化瘀、化痰降浊、平肝潜阳等；虚证以扶正通络为主，具体的治法包括补肾养阴、气血双补等。

1.外感头痛

（1）风寒

证候：头痛起病较急，其痛如破，连及项背，恶风寒，遇风尤剧，口不渴，苔薄白，脉多浮紧。

辨证要点：寒性凝敛，闭阻经脉阳气，风邪夹寒循太阳经上犯巅顶，痛连项背，恶风寒，头痛遇风加剧，喜裹喜温。

治法：疏风散寒，通络止痛。

主方：川芎茶调散（《太平惠民和剂局方》）加减。

常用药：川芎、荆芥、防风、羌活、白芷、细辛、薄荷。

针灸：取穴风池，外关，丰隆，足三里。

操作：风池进针时，针尖稍向上方斜刺，用捻转法，使针感向额部放散；其他各穴均用提插法，以加强针感。各穴均可配合灸法以增强温散的作用。每日 1 次。10 次为 1 个疗程。

（2）风热

证候：头痛而胀，甚则头痛如裂，发热或恶风，口渴欲饮，面红目赤，便秘尿黄，舌红苔黄，脉浮数。

辨证要点：头胀痛，面红目赤，恶风严重，舌红苔黄、脉浮数。

治法：疏风清热，通络止痛。

主方：芎芷石膏汤加减。

常用药：川芎、白芷、菊花、羌活、生石膏、薄荷、栀子。

针灸：取穴商阳，关冲，少泽，曲池，合谷，丰隆。

操作：取手三阳经之井穴点刺出血，以宣泄三阳经之风热，取曲池、合谷以清手足阳明之热；配丰隆以去痰浊，痰热得去，疼痛可缓解，结合对症取穴，可以加强止痛效果。

（3）风湿

证候：头痛如裹，肢体困重，胸闷纳呆，小便不利，大便溏薄，苔白腻，脉濡滑。

辨证要点：湿为阴邪，闭阻清阳，故头痛如裹；脾司运化而主四肢，湿邪中阻，见四肢困重、纳呆胸闷；湿邪内蕴，不能分清泌浊，故小便不利、大便溏泄，苔白腻，脉濡均为湿浊中阻之象。

治法：祛风胜湿。

主方：羌活胜湿汤加减。

常用药：羌活、独活、防风、藁本、川芎、蔓荆子、甘草。

针灸：取穴风池、头维、三阳络、足三里。

操作：风池进针时，针尖稍向上方斜刺，用捻转法，使针感向额部放散；其他各穴均用提插法，以加强针感。每日1次，10次为1个疗程。

2. 内伤头痛

（1）肝阳上亢

证候：头胀痛而晕眩，心烦易怒，胁痛，夜眠不宁，口苦，舌红苔薄黄，脉沉弦有力。

辨证要点：肝肾阴虚，肝阳偏亢，形成了上盛下虚的病理状态；郁怒忧思，致气郁不畅，郁而化火，上扰清窍，见头痛眩晕，肝火偏亢，扰乱心神，则心烦易怒，夜眠不宁，如邪热充斥三焦，还可见尿赤便干；舌苔薄黄为风阳化热，脉弦有力则为肝风内盛的征象。

治法：平肝潜阳。

主方：天麻钩藤饮（《杂病证治新义》）加减。

常用药：天麻、钩藤、石决明、黄芩、栀子、牛膝、杜仲、桑寄生、夜交藤、茯神、生龙骨、生牡蛎。

针灸：取穴太冲、太阳、风池、阳辅、中封、头维。

（2）痰浊上扰

证候：头痛昏蒙，胸脘满闷，呕恶痰涎，舌胖大有齿痕，苔白腻，脉沉弦或沉滑。

辨证要点：气机逆乱于心胸，痰湿郁积中焦，脾失健运，湿浊生痰，上蒙清窍，可发生头痛、眩晕，并见痰多等症，胸脘满闷，呕恶痰涎。舌苔白腻、脉沉滑均属痰浊内停之象。

治法：健脾化痰，降逆止痛。

主方：半夏白术天麻汤（《医学心悟》）加减。

常用药：半夏、天麻、生白术、茯苓、陈皮、生姜、大枣。

针灸：取穴丰隆、太阳、上星透百会、阴陵泉、中脘、头维。

（3）瘀血阻络

证候：头痛经久不愈，其痛如刺，固定不移，舌紫或有瘀点，苔薄白，脉沉细或细涩。

辨证要点：久病入络，瘀血内停，脉络不畅，故头痛经久不愈，痛如锥刺，舌质紫有瘀斑，脉细涩是瘀血内阻之征象。

治法：通窍活络化瘀。

主方：通窍活血汤加减。

常用药：麝香、生姜、葱白、桃仁、红花、川芎、赤芍。

针灸：取穴风池、血海、率谷、三阴交、阿是穴、太冲。

（4）肾虚精亏

证候：头痛而空，眩晕，腰痛酸软，神疲乏力，遗精，带下，耳鸣，少寐，舌红少苔，脉细无力。

辨证要点：脑为髓海，其主在肾，肾虚髓不上荣，故头脑空痛、眩晕耳鸣；少寐、舌红少苔、脉细无力是肾阴不足、心肾不交之象。

治法：补肾养阴。

主方：大补元煎（《景岳全书》）加减。

常用药：熟地黄、山茱萸、山药、枸杞子、人参、当归、杜仲。

针灸：取穴风池、完骨、天柱、肾俞、命门、太溪。

（5）气血虚损

证候：头痛而晕，心悸不宁，遇劳则重，自汗，气短，畏风，神疲乏力，面色㿠白，舌淡苔白，脉沉细而弱。

辨证要点：素体气血亏虚，脑脉失养故头痛，遇劳尤甚，可见头晕，血不足则心神失养，心悸易慌；气虚神疲乏力，舌淡苔白，脉沉细而弱，为气血两虚之象。

治法：气血双补。

主方：八珍汤（《丹溪心法》）加减。

常用药：当归、熟地黄、白芍、川芎、人参、白术、茯苓、甘草、菊花、蔓荆子。

针灸：取穴上星、血海、膈俞、足三里、三阴交，头痛而晕加百会，血虚内热加内关、太冲。

三、食疗方法

1. 山楂荷叶菊花汤

【组成】山楂 30 克，荷叶 12 克，白菊花 10 克，白糖适量。

【做法】山楂洗净，切片；荷叶、白菊花分别洗净，备用；锅内加适量水，放入山楂片、荷叶、白菊花，文火煮沸 15 分钟，去清取汁，酌加白糖服用，每日 1 剂，连服 20 天。

【功效】平肝潜阳，行气止痛。适用于肝阳上亢型头痛，证见头痛目眩、心烦易怒、面红目赤、口干或苦、失眠多梦等。

2．枸杞羊肾粥

【组成】枸杞子250克，羊肉60克，羊肾1个，粳米100克，葱白2根，精盐适量。

【做法】羊肾剖开，去筋膜，洗净切碎；羊肉洗净切碎；先煮枸杞子，去渣取汁；用枸杞子汁同羊肾、羊肉、粳米、葱白煮粥，粥熟入盐调匀，稍煮即可。

【功效】温肾阳、益精血、补气血。适用于肾虚型头痛。

3．杞枣黑豆炖排骨

【组成】枸杞子15克，黑豆30克，大枣10个（去核），猪排骨250克，食盐少许。

【做法】加适量水熬煮，去骨，加食盐调味，分次食用。

【功效】补益阴血。适用于血虚型头痛，症见头痛，头晕，神疲乏力，心悸气短，面白唇淡，舌淡苔白，脉细弱。

4．冬瓜草鱼汤

【组成】冬瓜、草鱼各200～250克，姜、葱、精盐各适量。

【做法】草鱼油煎至鱼尾金黄色，与冬瓜一起入锅，加适量清水，煮汤，沸后以文火炖3～4小时，加适量姜、葱、精盐调味，酌量分次食用。每日1次，连服数日。

【功效】适用于头痛，症见眩晕、失眠、健忘。

5．薄荷糖

【组成】薄荷粉30克，白糖500克。

【做法】白糖放入锅内，加水少许，以文火炼稠后，加入薄荷粉，调匀，再继续炼至不黏手时，倒入涂有熟菜油的瓷盘内，候冷，切成小块。随时含咽。

【功效】疏风热，清头目，利咽喉。适用于风热型头痛。

一、概述

便秘是指大便秘结不通，排便次数减少或间隔时间延长，或便意频而大便艰涩排出困难的病证。可单独存在，也可继发于其他疾病的过程中。

便秘为青少年常见的临床证候，可见于任何年龄，一年四季均可发病。现代医学将便秘分为器质性便秘和功能性便秘两大类。功能性便秘是指未发现明显器质病变而以功能性改变为特征的排便障碍，约占青少年便秘的 90% 以上。本病经过合理治疗，一般预后良好，但容易造成肛裂，日久迁延不愈者，可引起脱肛、痔疮等疾病。

1. 病因病机

便秘的病因包括饮食因素、情志因素、气血亏虚及热病伤津。主要病位在大肠，与脾、肝、肾三脏相关，病机关键是大肠传导功能失常。若脾胃升降功能失常，或肝气失疏则胃失和降；或肾气失煦脾胃升降无力，导致大肠传导失职而形成便秘。

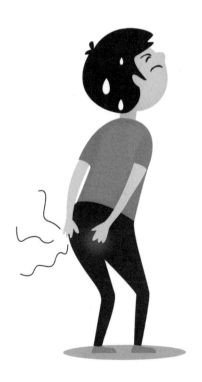

（1）乳食积滞

青少年脾胃不足，饮食不节，损伤脾胃、运化失常，停滞中焦，积久化热，耗伤津液，肠道失润，发为便秘。

（2）邪热伤津

青少年易感温热时邪，邪热稽留，或过食肥甘炙馎，灼津伤阴，肠道津少失濡，大便干结，形成便秘。

（3）气机郁滞

因生活环境、习惯改变，所欲不遂，情志不舒；或久坐少动，因排便困难，使之对排便形成恐惧心理，有便意而不愿排便，使气机郁滞，大便秘结。

（4）气血亏虚

先天禀赋不足、后天失调，或疾病影响、药物克伐等，均可导致气血不足，气虚则传导无力，血虚则肠道失润。若病及于肾，耗阴损阳，则不能蒸化津液温润肠道，则肠道干涸，便秘由生。

2. 临床诊断

（1）病史

患者可有饮食不节、挑食、偏食、外感时邪、情志不畅、脏腑虚损等病史。

（2）临床表现

①不同程度的大便干燥，轻者仅大便前部干硬，重者大便坚硬，状如羊屎。

②排便次数减少，间隔时间延长，常2～3日排便1次，甚者可达6～7日1次。或虽排便间隔时间如常，但排便艰涩或时间延长，或便意频频，难以排出或排净。

③伴有腹胀、腹痛、食欲不振等症。可因便秘而发生肛裂、便血、痔疮。部分患者左下腹部可触及粪块。

3. 辨证思路

本病辨证，应首辨虚实，继辨寒热。

（1）辨别实证、虚证

实证多由乳食积滞、燥热内结和气机郁滞所致，一般病程短，粪质多干燥坚硬，腹胀拒按。食积者，不思进食，或恶心呕吐；气机郁滞者，常胸胁痞满，腹胀嗳气。虚证多因气血不足，肠失濡润，传导乏力，一般病程较长，病情顽固，大便虽不甚干硬，但多欲便不出或便出艰难，腹胀喜按。因气虚所致者，神疲气短，面白多汗；由血虚引起者，面色无华，唇甲色淡。

（2）分清寒热

热证多身热面赤，口渴尿黄，喜凉恶热；寒证多面白肢冷，小便清长，喜热恶凉。

二、调护要点

1. 预防调护

（1）适量多饮水，多进食蔬菜、水果，尤其是粗纤维类蔬菜。

（2）经常参加体育活动，避免久坐少动。

（3）养成定时排便习惯。

（4）大便干结临时对症处理，可用开塞露或肥皂条纳入肛门通便。

2. 辨证治疗

本证治疗，以润肠通便为基本法则。临证应根据病因不同，分别采用消食导滞、清热润肠、理气通便、益气养血等治法。治疗用药应注意通下不可太过，以免损伤正气。

（1）食积便秘

证候：大便秘结，脘腹胀满，不思饮食，或恶心呕吐，或有口臭，手足心热，小便黄少、舌质红，苔黄厚，脉沉有力。

辨证要点：有伤食史，便秘同时兼见脘腹胀痛，纳呆口臭，手足心热。

治法：消积导滞通便。

主方：枳实导滞丸（《内外伤辨惑论》）加减。

常用药：枳实、焦神曲、大黄、黄连、黄芩、茯苓、白术、焦山楂。

（2）燥热便秘

证候：大便干结，排便困难，甚则便秘不通，面赤身热，腹胀或痛，小便短赤，或口干口臭，或口舌生疮，舌质红，苔黄燥，脉滑实。

辨证要点：大便干结，面赤口臭，身热溲赤，苔黄燥。

治法：清热润肠通便。

主方：麻子仁丸加减。

常用药：火麻仁、大黄、厚朴、枳实、杏仁、芍药、郁李仁、瓜蒌仁。

（3）气滞便秘

证候：大便秘结，欲便不得，甚或胸胁痞满，腹胀疼痛，嗳气频作，舌质红，苔薄白，脉弦。

辨证要点：欲便不得，胸胁痞满，腹胀嗳气。

治法：理气导滞通便。

主方：六磨汤加减。

常用药：木香、沉香、乌药、大黄、槟榔、枳实。

（4）气虚便秘

证候：时有便意，大便不干燥，但难以排出，排便时汗出气短，便后神疲乏力，面色少华，舌淡苔薄，脉虚弱。

辨证要点：时有便意，大便不干，努挣难下，神疲乏力。

治法：益气润肠通便。

主方：黄芪汤加减。

常用药：黄芪、火麻仁、陈皮、白蜜。

（5）血虚便秘

证候：大便干结，艰涩难下，面白无华，唇甲色淡，心悸目眩，舌质淡嫩，苔薄白，脉细弱。

辨证要点：大便干结，艰涩难下，面白无华，唇甲色淡。

治法：养血润肠通便。

主方：润肠丸加减。

常用药：生地黄、当归、火麻仁、桃仁、枳壳。

三、食疗方法

1. 杏仁芝麻粥

【组成】苦杏仁 5～10 克，黑芝麻 10～20 克，大米 25～50 克，冰糖适量。

【做法】将苦杏仁、黑芝麻、大米一起加适量清水熬成粥，加入冰糖溶化即成，待温服食。

【功效】益气润下。适用于气虚型便秘。

2. 郁李仁糊

【组成】郁李仁 12～24 克，粳米粉 25～50 克。

【做法】将郁李仁捣烂如泥，与粳米粉调匀，冲入适量沸水，调成稀糊状即可。

【功效】益气润下。适用于虚弱型便秘。

3．黑芝麻红枣糊

【组成】黑芝麻 30 ~ 50 克，大枣 5 ~ 10 个。

【做法】先将大枣去核备用，再将黑芝麻放入锅中，炒爆至脆，研末，与去核大枣共捣烂如泥即成。

【功效】益气润下。适宜虚弱型便秘。

4．松子仁糖

【组成】白砂糖 500 克，松子仁 200 克。

【做法】先将白砂糖放入锅中加少许水，用文火煎熬至黏稠，再加入松子仁，调匀。然后继续煎熬，直至用铲子挑起成丝状，不黏手时，停火，将糖倒在涂有食用油的盘中，待稍凉，将糖切成小块，即可食用。

【功效】润肠通便。适用于燥热型便秘。

5．苁蓉肉桂粥

【组成】肉苁蓉 12 ~ 24 克，肉桂末 2 ~ 3 克，粳米 50 ~ 100 克，麻油、食盐各少许。

【做法】将肉苁蓉洗净，捣烂如泥，与粳米一起加适量清水，共煮成稀粥，再加入肉桂末搅和，加入麻油、食盐调味即成，待温服食。

【功效】益气润下。适宜虚弱型便秘。

6．猪油蜜膏

【组成】猪油、蜂蜜各 100 克。

【做法】先将猪油、蜂蜜分别用文火煮沸，晾凉，然后将二者混合均匀即可。每次服用 5~10 毫升，每日 2 次。

【功效】滋阴养血，润肠通便。适用于血虚型便秘。

7．苏麻粥

【组成】苏子、麻仁各 15 克，糯米适量。

【做法】将苏子、麻仁、糯米一起加适量清水熬成粥。早晚各服食一小碗。

【功效】理气通便。适用于气滞型便秘。

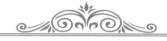

不寐

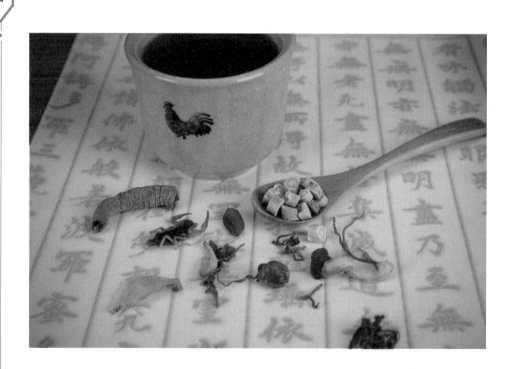

一、概述

　　不寐是以经常不能获得正常睡眠为特征的一类病证，主要表现为睡眠时间、深度的不足，轻者入睡困难，或寐而不酣，时寐时醒，或醒后不能再寐，重则彻夜不寐，常影响人们的正常工作、生活、学习和健康。

　　不寐在《内经》称为"不得卧""目不瞑"。古代医家认为是邪气客于脏腑，卫气行于阳，不能入阴所得。《素问·逆调论》记载有"胃不和则卧不安"之说，后世医家引申为凡脾胃不和和痰湿、食滞内扰所致寐寝不安者均属于此。

汉代张仲景《伤寒杂病论》中将不寐病因分为外感和内伤两类，提出"虚劳虚烦不得眠"的论断。《景岳全书·不寐》中将不寐病机概括为有邪、无邪两种类型。明代李中梓结合自己的临床经验对不寐证的病因及治疗提出了卓有见识的论述："不寐之故，大约有五；一曰气虚，六君子汤加酸枣仁、黄芪；一曰阴虚，血少心烦，酸枣仁一两，生地黄五钱，米二合，煮粥食之；一曰痰滞，温胆汤加南星、酸枣仁、雄黄末；一曰水停，轻者六君子汤加菖蒲、远志、苍术，重者控涎丹；一曰胃不和，橘红、甘草、石斛、茯苓、半夏、神曲、山楂之类。大端虽五，虚实寒热，互有不齐，神而明之，存乎其人耳。"

青少年所患之不寐，多为西医学的神经官能症、慢性消化不良、贫血等引起，上述疾病可参考本节辨证论治。

1. 病因病机

人之寤寐，由心神控制，而营卫阴阳的正常运作是保证心神调节寤寐的基础。青少年每因饮食不节，情志失常，劳倦、思虑过度及病后、先天体虚等因素，导致心神不安，神不守舍，不能由动转静而致不寐病证。

（1）饮食不节

暴饮暴食，宿食停滞，脾胃受损，酿生痰热，壅遏于中，痰热上扰，胃气失和，而不得安寐。此外，浓茶、咖啡、酒之类饮品也是造成不寐的因素。

（2）情志失常

喜怒哀乐等情志过极均可导致脏腑功能的失调，而发生不寐病证。或由情志不遂，暴怒伤肝，肝气郁结，肝郁化火，邪火扰动心神，神不安而不寐；或由五志过极，心火内炽，扰动心神而不寐；或由喜笑无度，心神激动，神魂不安而不寐；或由暴受惊恐，导致心虚胆怯，神魂不安，夜不能寐。

（3）劳逸失调

劳倦太过则伤脾，过逸少动也致脾虚气弱，运化不健，气血生化乏源，不能上奉于心，以致心神失养而失眠。或因思虑过度，伤及心脾，心伤则阴血暗耗，神不守舍；脾伤则食少，纳呆，生化之源不足，营血亏虚，不能上奉于心，而致心神不安。

（4）先天体虚

青少年体质虚弱，心血不足，心失所养，心神不安而不寐。

不寐的病因虽多，但其病理变化，总属阳盛阴衰，阴阳失交。一为阴虚不能纳阳，一为阳盛不得入于阴。其病位主要在心，与肝、脾、肾密切相关。因心主神明，神安则寐，神不安则不寐，而阴阳气血之来源，由水谷之精微所化，上奉于心，则心神得养。

不寐的预后，一般较好，但因病情不一，预后亦不同。病程短，病情单纯者，治疗收效较快，病程较长，病情复杂者，治疗难以速效，且病因不除或治疗不当，易产生情志病变，使病情更加复杂，治疗难度增加。

2.临床诊断

（1）病史

患者常有饮食不节，情志失常，劳倦、思虑过度，病后，体虚等病史。

（2）临床表现

①轻者入寐困难或寐而易醒，醒后不寐，连续3周以上，重者彻夜难眠。

②常伴有头痛、头昏、心悸、健忘、神疲乏力、心神不宁、多梦等症。

（3）相关检查

临床可检测多导睡眠图：

①测定其平均睡眠潜伏期时间延长（长于50分钟）。

②测定实际睡眠时间减少（每夜不足6.5小时）。

③测定清醒时间增多（每夜超过30分钟）。

3.辨证思路

本病辨证首分虚实。虚证多属阴血不足，心失所养，临床特点为体质瘦弱，面色无华，神疲懒言，心悸健忘。实证为邪热扰心，临床特点为心烦易怒，口苦咽干，便秘溲赤。次辨病位，病位主要在心，由于心神的失养或不安，神不守舍而不寐，且与肝、胆、脾、胃、肾相关。如急躁易怒而不寐，多为肝火内扰；脘闷苔腻而不寐，多为胃腑宿食，痰热内盛；心烦心悸，头晕健忘而不寐，多为阴虚火旺，心肾不交；面色少华，肢倦神疲而不寐，多属脾虚不运，心神失养；心烦不寐，触事易惊，多属心胆气虚等。

二、调护要点

1. 预防调护

不寐属心神病变，重视精神调摄和讲究睡眠卫生具有实际的预防意义。积极进行心理情志调整，克服过度的紧张、兴奋、焦虑、抑郁、惊恐、愤怒等不良情绪，做到喜怒有节，保持精神舒畅，尽量以放松的、顺其自然的心态对待睡眠，反而能较好地入睡。

睡眠卫生方面，首先，帮助患者建立有规律的作息制度，从事适当的体力活动或体育锻炼，增强体质，持之以恒，促进身心健康。其次，养成良好的睡眠习惯。晚餐要清淡，不宜过饱，更忌浓茶、咖啡。睡前避免从事紧张和兴奋的活动，养成定时就寝的习惯。另外，要注意睡眠环境的安宁，床铺要舒适，卧室光线要柔和，并努力减少噪声，去除各种可能影响睡眠的外在因素。

2. 辨证治疗

治疗当以补虚泻实、调整脏腑阴阳为原则。实证泻其有余，如疏肝泻火、清化痰热、消导和中。虚证补其不足，如益气养血、健脾、补肝、益肾。在此基础上加安神定志之法，如养血安神、镇惊安神、清心安神。

（1）肝火扰心证

证候：不寐多梦，甚则彻夜不眠，急躁易怒，伴头晕头胀，目赤耳鸣，口干而苦，不思饮食，便秘溲赤，舌红苔黄，脉弦而数。

辨证要点：肝郁化火，上扰心神。

治法：疏肝泻火，镇心安神。

主方：龙胆泻肝汤加减。

常用药：龙胆草、黄芩、栀子、泽泻、车前子、当归、生地、柴胡、甘草、生龙骨、生牡蛎、磁石。

（2）痰热扰心证

证候：心烦不寐，胸闷脘痞，泛恶嗳气，伴口苦，头重，目眩，舌偏红，苔黄腻，脉滑数。

辨证要点：湿食生痰，郁痰生热，扰动心神。

治法：清化痰热，和中安神。

主方：黄连温胆汤加减。

常用药：半夏、陈皮、茯苓、枳实、黄连、竹茹、龙齿、珍珠母、磁石。

（3）心脾两虚证

证候：不易入睡，多梦易醒，心悸健忘，神疲食少，伴头晕目眩，四肢倦怠，腹胀便溏，面色少华，舌淡苔薄，脉细无力。

辨证要点：脾虚血亏，心神失养，神不安舍。

治法：补益心脾，养血安神。

主方：归脾汤加减。

常用药：人参、白术、甘草、当归、黄芪、远志、酸枣仁、茯苓、龙眼肉、木香、熟地、芍药、阿胶、夜交藤、合欢皮、柏子仁。

（4）心肾不交证

证候：心烦不寐，入睡困难，心悸多梦，伴头晕耳鸣，腰膝酸软，潮热盗汗，五心烦热，咽干少津，舌红少苔，脉细数。

辨证要点：肾水亏虚，不能上济于心，心火炽盛，不能下交于肾。

治法：滋阴降火，交通心肾。

主方：六味地黄丸合交泰丸加减。

常用药：熟地黄、山茱萸、山药、泽泻、茯苓、丹皮、黄连、肉桂。

（5）心胆气虚证

证候：虚烦不寐，触事易惊，胆怯心悸，伴气短自汗，倦怠乏力，舌淡，脉弦细。

辨证要点：心胆虚怯，心神失养，神魂不安。

治法：益气镇惊，安神定志。

代表方：安神定志丸合酸枣仁汤加减。

常用药：人参、茯苓、甘草、茯神、远志、龙齿、石菖蒲、川芎、酸枣仁、知母。

三、食疗方法

1. 莲子羹

【组成】莲子90克。

【做法】蒸熟熬粥，即可食用。长期服用，更见效果。

【功效】养心，益脾，补肾。

2. 酸枣仁散

【组成】酸枣仁10克，白糖15克。

【做法】将酸枣仁炒黄研末，与白糖调匀，每晚睡前用温开水送服。

【功效】补肝益胆，宁心安神。适用于心虚胆怯型失眠。

3．五味子蜂蜜茶

【组成】蜂蜜 100 克，五味子 50 克。

【做法】共置瓶内，沸水浸泡 7 日后即可饮服，1 剂分 7 日内服完；喝完 1 剂后可在原瓶内再加入蜂蜜 100 克，凉白开水 400 毫升，浸泡饮服。

【功效】清热润燥，滋肾生津。适用于心肾不交型神经衰弱所引起的失眠。

4．龙眼莲子汤

【组成】莲子肉 15 克，龙眼肉 15 克。

【做法】共洗净，上笼炖食，每日 1 剂。

【功效】补心健脾，养血安神。

5．枸杞蜂蜜

【组成】枸杞子 200 克，蜂蜜适量。

【做法】取饱满的枸杞子洗净浸泡于蜂蜜中，浸泡 1 周即可。每天早晚各服 1 次，每次服枸杞子 15 粒左右，同时服用蜂蜜。

【功效】镇静安神。可辅助治疗失眠。

6．酸枣仁粟米粥

【组成】酸枣仁 40 克，粟米 100 克，蜂蜜 35 克。

【做法】将酸枣仁加工成末。将粟米淘洗干净入锅，加水 1 升，大火烧沸后转用小火熬成稀粥，快熟时加入酸枣仁末，起锅后调入蜂蜜。早、晚餐食用。

【功效】养心益肝，宁心安神。适用于失眠者。

胃痛

一、概述

胃脘痛是以胃脘部疼痛为主要症状，可伴有腹胀、恶心呕吐、厌食、泛酸等症的一类常见病。现代医学的急慢性胃炎、胃及十二指肠溃疡、胃痉挛、胃神经症、十二指肠炎、胰腺炎等与本病相似。本病一年四季均可发病，尤以学龄儿童多见。本病预后大多良好，仅少数患者因失治误治，病情迁延，损伤胃络而致呕血、便血，甚至胃穿孔等。

1. 病因病机

胃脘痛的致病因素有内因和外因之分。外因主要为感受外邪，其中以风寒外感、湿热邪毒最为常见。内因主要为饮食不节、情志失调、脾胃虚弱。本病的病位主要在胃，与脾、肝二脏密切相关。病机关键为胃失和降，气机阻滞。胃主受纳腐熟水谷，以和降为顺；脾主水谷精微运化转输，以上升为常。二者同居腹内，以膜相连，一脏一腑，互为表里，共主升降，故胃病多涉于脾，脾病也可及于胃。肝属木，为刚脏，喜条达，主疏泄，其与胃是木土乘克的关系。故上述原因皆能引起胃之受纳腐熟功能失常，胃失和降，而发生疼痛。

（1）寒凝气滞

青少年若被风冷寒气所侵，客于胃肠之间，寒性收引，气机不利；或过食冷饮、生冷瓜果，寒邪凝聚于胃，寒为阴邪，易伤阳气，久则中阳不振，气机凝滞，胃气失和，而致胃脘作痛。

（2）饮食积滞

若饮食不节，或暴饮暴食，饮食过量，损伤脾胃，致食积不化，停滞胃脘，胃络受阻，气机不利，食滞气壅发为胃脘痛。

（3）湿热中阻

脾喜燥而恶湿，若过食肥甘辛辣油炸之品或夹有湿热邪毒的食物，或夏秋季节冒暑受湿，暑湿秽浊之气内犯脾胃，致湿热阻滞中焦，灼扰胃腑，则脘闷灼痛。

（4）肝胃不和

若情志违和，忧思恼怒，暴受惊恐，则气郁伤肝，肝木失于疏泄，横逆乘脾犯胃，致脾胃纳运受制，气机阻滞而引起胃脘胀痛。日久还可导致瘀血内停，壅滞胃络胃脘反复疼痛。

（5）脾胃虚寒

若因饮食失调，脾阳素虚；或寒湿内停，脾阳受损，或过用寒凉药物，损伤脾阳，致阳气不振，胃络失于温养，气机不畅，则胃脘隐隐作痛。

（6）胃阴不足

若患者素体胃阴不足，或热病伤阴，胃阴受损，或经常食用辛辣炙烤食物消烁胃阴，均可导致胃阴虚脉络失于濡养，则致胃脘隐隐作痛。

2. 临床诊断

（1）病史

发病常与饮食不节、情志不畅、感受寒邪等有关。

（2）临床表现

以胃脘部疼痛为主症，常伴痞或胀满、吸气、泛酸、恶心吸吐等症。

（3）辅助检查

上消化道钡餐 X 线检查、纤维胃镜及组织病理活检等，可见胃指肠黏膜炎症、溃疡等病变。胃黏膜组织切片染色与培养、尿素酶试验、血清抗幽门螺杆菌（Hp）抗体检测、核素（同位素 C）标记尿素呼吸试验可进行幽门螺杆菌检测。大便或呕吐物潜血试验阳性者，提示并发消化道出血。B 超、肝功能、胆道 X 线造影有助于鉴别诊断。

3. 辨证思路

本病以八纲辨证为纲，根据起病的缓急、病程的久暂、胃痛的性质以及伴随的症状，以辨别寒热、虚实、阴虚阳虚。凡胃痛暴作，起病急、病程短者，多为实证，常因外感寒邪或饮食伤胃所致；凡胃痛渐发，起病缓、病程长者，多为虚证，常因脾胃虚寒或胃阴不足所致。胃脘痛暴作，疼痛烈而拒按，喜暖恶凉者，为寒证实痛；胃脘隐痛，喜温喜按，遇冷加者，为寒证虚痛；胃烧灼样疼痛，痛势急迫，喜凉者，为热证实痛；胃脘隐隐灼痛，痛势徐缓，喜按者，为热证虚痛。

二、调护方法

1. 预防

（1）教育和劝慰患儿消除紧张或忧郁情绪，生活有规律，定时进食。避免过度疲劳。

（2）避免粗糙、过冷、过热和刺激性大的食物饮料，饮食适量，不要过饱或过饥。

2. 调护

（1）饮食根据病情而定，发病期进流质、软食。

（2）消化性溃疡大出血时禁食，缓解期进易消化的饮食。使患儿保持心情舒畅，环境宜安静。对患儿认真细致观察，注意病情变化，防止大出血。

3. 辨证分型

（1）寒凝气滞型

证候：胃痛暴作，疼痛剧烈，以绞痛为主，畏寒喜暖，得温痛减，遇寒痛甚，口不渴，喜热饮，舌质淡，苔白，脉弦紧或弦迟。

治则：温中散寒，理气止痛。

主方：良附丸加减。

常用药物：高良姜、吴茱萸、干姜、香附、陈皮、丁香、桂枝、木香、枳壳等。

（2）饮食积滞型

证候：胃胀痛，拒按，嗳腐吞酸，或呕吐不消化食物，吐后痛减，不思饮食，大便不爽，舌苔厚腻，脉滑。

辨证要点：胃胀满疼痛，嗳腐吞酸，呕吐不消化物，吐后痛减。

治则：消食导滞，行气止痛。

主方：保和丸加减。

常用药物：焦山楂、焦六神曲、炒麦芽、莱菔子、半夏、陈皮、茯苓、连翘、枳实、厚朴、槟榔等。

（3）湿热中阻型

证候：痛势急迫，胃脘灼热拒按，口干口苦，口渴不欲饮，小便黄，大便溏，舌质红，苔黄腻，脉滑数。

辨证要点：病势急迫、疼痛灼热拒按、口苦口渴、舌红苔黄。

治则：清热利湿，调中行气。

主方：清中汤加减。

常用药物：黄连、栀子、茯苓、半夏、白豆蔻、陈皮、蒲公英等。

（4）肝胃不和型

证候：胃脘胀满，攻撑作痛，痛连两胁，吸气频作，得吸气或矢气则舒，每因情志变化而痛作，舌苔薄白，脉弦。

辨证要点：胃脘胀满，痛连两胁，每因情志因素而痛。

治则：疏肝理气，和胃止痛。

主方：柴胡疏肝散加减。

常用药物：柴胡、白芍、川芎、香附、陈皮、枳壳、甘草、青皮、郁金、木香、川楝子、延胡索等。

（5）脾胃虚寒型

证候：胃痛隐隐，喜暖喜按，空腹痛甚，得食则减，时呕清水，纳少，神疲，手足欠温，大便薄，舌质淡，边有齿痕，舌苔薄白，脉沉缓。

辨证要点：胃痛隐隐，绵绵不断，喜暖喜按。

治则：温中补虚，缓急止痛。

主方：黄芪建中汤加减。

常用药物：黄芪、桂枝、饴糖、白芍、甘草、生姜、大枣等。

（6）胃阴不足型

证候：胃隐隐灼痛，空腹时加重，烦渴思饮，口燥咽干，食少，大便干，舌红少苔或剥苔，脉细数。

辨证要点：胃脘隐隐灼痛、口燥咽干、舌红苔少。

治则：养阴益胃，缓急止痛。

主方：益胃汤合芍药甘草汤加减。

常用药物：北沙参、麦冬、地黄、玉竹、白芍、甘草、天花粉等。

4. 推拿疗法

（1）清脾胃，顺运八卦，推四横纹，清板门，清大肠。用于饮食积滞证。

（2）顺运八卦，清胃，推六腑，推四横纹。用于湿热中阻证。

（3）揉外劳宫，补脾，顺运八卦。用于脾胃虚寒证。

5. 针灸疗法

（1）膈俞、脾俞、上脘、建里、足三里。

（2）肝俞、胃俞、中脘、下脘、足三里。

配穴：脾胃虚弱加章门；肝胃不和加期门；胃阴不足加三阴交；胸闷恶心加内关；食滞者加解溪。采用常规针刺，施平补平泻法，留针30分钟，中间行针2次，每日1次。10次为1个疗程，中间间隔2日再行下个疗程。

6. 拔罐疗法

取大椎、上脘、天柱、中脘、胃俞穴。适用于寒凝气滞证。

三、食疗方法

1. 桂姜水

【组成】肉桂3克，生姜9克，红糖适量。

【做法】水煎服。

【功效】散寒行气止痛。适用于寒凝气滞型胃痛，证见胃脘疼痛拒按，得温则舒，或伴形寒肢冷，小便清长。

2. 干姜粥

【组成】干姜15克，大米50～100克。

【做法】共煮成粥，1次食用。

【功效】温中散寒。适用于寒凝气滞型胃痛。

3. 鲈鱼汤

【组成】鲈鱼肉50克，白术15克，陈皮10克。

【做法】同煮汤食用。

【功效】健脾益胃。适用于脾虚泄泻，慢性胃痛。

4. 姜粥

【组成】良姜15克，干姜10克，粳米100克。

【做法】良姜、干姜先煎20分钟，去渣，下米煮粥食用。

【功效】温中散寒。适用于胃寒疼痛。

5. 治酸散

【组成】煅蚶子，加炒苍术各 30 克，或加乌贼骨 20 克，炒广皮 10 克。

【做法】共研极细末，每次服 6 克，一日 2~3 次，饭前用温开水送服。

【功效】制酸止痛。适用于胃痛，吐酸水，嗳气。

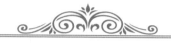

呕吐

一、概述

呕吐是由于胃失和降，气逆于上，以致乳食由胃中上逆经口而出的病证。本证发病无年龄及季节限制，好发于夏秋季节。本病经积极治疗预后良好，但若吐严重则可致津液耗伤，日久可致脾胃虚，气血化源不足而影响生长发育。

本病可见于现代医学的多种疾病，如消化功能紊乱、消化道畸形、胃炎、溃疡病、胆囊炎、胰腺炎、胆道蛔虫、急性阑尾炎、肠梗阻等消化系统疾病，肝炎、败血症、痢疾等感染性疾病，或颅脑疾病，以及中暑和药物、食物中毒所致。治疗时要注意审其病因，辨识引起呕吐的原发疾病。本节所述者，主要是消化功能紊乱所致吐，由其他原因所致者，应查病因，明确诊断，积极治疗原发病，以免延误病情。

1.病因病机

呕吐发生的原因多样，如乳食伤胃、外邪犯胃、胃中积热、脾胃虚寒、肝气犯胃等，病变部位主要在胃，亦与肝脾相关。基本病机为胃失和降，气逆于上。

（1）饮食积滞

若喜食生冷、油腻等不易消化的食物，饮食停留，蓄积中焦，脾胃失健，气机升降失调，胃气上逆则生呕吐。

（2）胃中积热

若过食辛热油腻之品，或乳食积而化热，或受夏秋季节湿热邪气，热积胃中，胃热气逆而呕吐。

（3）脾胃虚寒

先天禀赋不足，脾胃素虚，中阳不足，或过食生冷瓜果，寒积于胃，冷积中脘，或患病后使用药物寒凉克伐太过，损伤脾胃，皆可致脾胃虚寒，中阳不运，胃气失于和降而呕吐。

（4）肝气犯胃

若情志失和，如因学习等因素压力过大、环境不适、所欲不遂，或被打骂，均可致情志抑郁不舒，横逆犯胃，气机上逆而呕吐。

2.临床诊断

（1）病史

患者有饮食不洁、情志不畅、外邪犯胃等病史。

（2）临床表现

①食物等从胃中上涌，经口而出。

②有嗳腐食臭、恶心纳呆、胃胀等症。

③重证吐者，有阴伤液竭之象，如饮食难进，形体消瘦，神萎烦渴，皮肤干瘪，目眶下陷，口唇干红，呼吸深长，甚至尿少或无尿，神昏抽搐，脉微细欲绝等。

3.辨证思路

本病辨证以八纲辨证为主，结合脏腑辨证，根据病史、病程、呕吐特点及伴随症状，以分清虚、实、寒、热、食积、气郁、外感、内伤等。

二、调护要点

1.调护

（1）呕吐较轻者，可进少量易消化流质或半流质食物，较重者应暂禁食，用生姜汁少许滴入口中，再用米汁内服。必要时补液。

（2）服用中药时要少量多次频服。药液冷热适中。

2.辨证分型

（1）饮食积滞型

症候：呕吐酸臭，不思饮食，口气臭秽，脘腹胀满，吐后觉舒，大便秘结或泻下酸臭，舌质红，苔厚腻，脉滑数有力。

辨证要点：有伤食病史，吐物为不消化食物，吐后觉舒。

治则：消乳化食，和胃降逆。

主方：保和丸加减。

常用方药：炒麦芽、焦六神曲、焦山楂、香附、砂仁、陈皮、炒谷芽、鸡内金、莱菔子、姜半夏、茯苓、连翘、甘草。

（2）胃热气逆型

证候：食入即吐，呕吐频繁，呕秽声宏，吐物酸臭，口渴多饮，面赤唇红，烦躁少寐，舌红苔黄，脉滑数。

辨证要点：呕吐频繁，食入即吐，呕吐物热臭气秽。

治则：清热泻火，和胃降逆。

主方：黄连温胆汤加减。

常用药物：黄连、黄芩、陈皮、枳实、竹茹、姜半夏、茯苓、甘草、焦六神曲、焦山楂、炒麦芽、大黄、天花粉、麦冬、代赭石。

（3）脾胃虚寒型

证候：食后良久方吐，或朝食暮吐，暮食朝吐，吐物多为清稀痰水或不消化食物残渣，伴面色苍白，精神疲倦，四肢欠温，食少不化，腹痛便溏，舌淡苔白，脉迟缓无力。

辨证要点：食后良久方吐，吐物不化，清稀而不臭，伴见全身脾阳不振之症。

治则：温中散寒，和胃降逆。

主方：丁萸理中汤加减。

常用药物：党参、白术、甘草、干姜、丁香、吴茱萸、高良姜、肉桂、香附、陈皮、柿蒂。

（4）肝气犯胃型

证候：呕吐酸苦，或嗳气频频，每因情志刺激加重，胸胁胀痛，精神郁闷，易怒易哭，舌边红，苔薄腻，脉弦，指纹紫。

辨证要点：遇情志刺激加重，胸胁胀痛，烦躁，口苦，咽干，舌红苔黄诸症。

治则：疏肝理气，和胃降逆。

主方：解肝煎加减。

常用药物：白芍、苏叶、苏梗、砂仁、厚朴、陈皮、法半夏。

4．外治法

（1）鲜地龙数条，捣烂敷双足心，用布包扎，每日1次。适用于胃热气逆证。

（2）大蒜 5 个，吴茱萸（研末）10 克。蒜去皮捣烂，与吴茱萸拌匀，揉成壹角硬币大小的药饼，外敷双足心。1 日 1 次。适用于脾胃虚寒证。

（3）鲜生姜，切成厚 0.1 ~ 0.3 厘米，直径 1 厘米的姜片。以胶布固定于双侧太渊穴上，压于桡动脉处，5 分钟后让病儿口服用药。可以预防服药呕吐及晕车晕船呕吐。

5. 推拿疗法

（1）掐合谷，泻大肠，分阴阳，清补脾经，清胃，揉板门，清天河水，运内八卦，平肝，按揉足三里。适用于饮食积滞证。

（2）清脾胃，清大肠，掐合谷，退六腑，运内八卦，清天河水，平肝，分阴阳。适用于胃热气逆证。

（3）补脾经，揉外劳宫，推三关，揉中脘，分阴阳，运内八卦。适用于脾胃虚寒证。

6. 针灸疗法

（1）体针取中脘、足三里、内关。热盛加合谷，寒盛加上脘、大椎，食积加下脘，肝郁加阳陵泉、太冲。实证用泻法，虚证用补法。每日 1 次。

（2）耳针取胃、肝、交感、皮质下、神门。每次 2 ~ 3 穴，强刺激，留针 15 分钟。每日 1 次。

（3）艾灸取天枢、关元、气海。适用于脾胃虚寒证。

三、食疗方法

1. 蜂蜜萝卜方

【组成】鲜白萝卜 500 克，蜂蜜 150 克。

【做法】将萝卜洗净，切成丁，放在沸水内煮沸即捞出，把水控干，晾晒半日，再放入锅内，加入蜂蜜，以小火煮沸，调匀，待冷，装瓶备用。一般饭后食用。

【功效】消食和胃。适用于伤食呕吐。

2. 生姜方

【组成】生姜、醋、红糖各适量。

【做法】将生姜洗净切片，用醋浸腌 24 小时，同时取 3 片姜，加红糖以沸水冲泡片刻，待茶饮。

【功效】温胃散寒，和胃止呕。适用于胃寒呕吐。

3. 合欢花粥

【组成】鲜合欢花、干合欢花、红糖、粳米适量。

【做法】煮粥。

【功效】疏肝理气，和胃降逆。适用于肝气犯胃型呕吐。

4. 绿豆粥

【组成】绿豆与粳米适量。

【做法】洗净，一同煮粥。

【功效】清热解毒，和胃降逆。适用于胃热气逆型呕吐。